Fach-
ratgeber
Klett-Cotta

HILFE AUS EIGENER KRAFT

GUDRUN GÖRLITZ
NADINE BACHETZKY

Selbsthilfe bei Ängsten

Klett-Cotta

Die digitalen Zusatzmaterialien haben wir zum Download auf www.klett-cotta.de bereitgestellt. Geben Sie im Suchfeld auf unserer Homepage den folgenden Such-Code ein: **OM86131**

MIX
Papier aus verantwortungsvollen Quellen
FSC® C083411

Klett-Cotta
www.klett-cotta.de

Cover: Weiß-Freiburg GmbH
unter Verwendung einer Abbildung von © Adobe Stock/John
Gesetzt in den Tropen Studios, Leipzig
Gedruckt und gebunden von CPI – Clausen & Bosse, Leck
ISBN 978-3-608-86131-0
E-Book ISBN 978-3-608-11874-2
PDF-E-Book: ISBN 978-3-608-20559-6

Bibliografische Information der Deutschen Nationalbibliothek
Die Deutsche Nationalbibliothek verzeichnet diese Publikationin der Deutschen Nationalbibliografie; detaillierte bibliografische
Daten sind im Internet über http://dnb.d-nb.de abrufbar

Inhalt

Einführung 13

TEIL I – GESUNDE UND BEHANDLUNGSBEDÜRFTIGE ÄNGSTE

1 Wie erkenne ich den Unterschied zwischen gesunden und behandlungsbedürftigen Ängsten? . . . 18

1.1 Übung: Meine persönliche Angstanalyse 21
1.2 Übung: Angst oder ein anderes Gefühl? 27
1.3 Übungsblatt: Basisgefühle 29
1.4 Übungsblatt: Gefühlskörper 30
1.5 Übungsblatt: Angst und Katastrophengedanken 32

2 Welche ersten Schritte zur Selbsthilfe kann ich heute schon beginnen? 34

2.1 Leitsätze zum Umgang mit Angst 34
2.2 Übung: Hilfreiche Gedanken entwickeln (Zwei-Spalten-Technik) 37
2.3 Übung: Ich bin nicht allein, ich habe mich 40
2.4 Gesundheitsfürsorge 43
2.5 Übungsblatt: Gesundheitsüberprüfung 45
2.6 Übung: Umgang mit unangenehmen Gefühlen 46
2.7 Trostbrief einer Patientin an sich und ihre übersteigerte Angst 50
2.8 Ordnung in meine Ängste bringen 51
2.9 Anleitung zur Angstkonfrontation für die Hosentasche 53
2.10 30 kleine Sofortmaßnahmen zur Selbsthilfe 54

TEIL II – BEHANDLUNGSBEDÜRFTIGE ÄNGSTE: MERKMALE UND »ERSTE HILFE«

1 Grundlagen 58

1.1 Antworten auf drängende Fragen 58
1.2 Das »Angstkarussell« 65
1.3 Übung: Mein individuelles Angstkarussell 68
1.4 Übung: Die vier Ebenen meiner Angst 69
1.5 Übung: Der Angst einen Namen geben 71
1.6 Neuropsychologie der Angst 76
1.7 Vermeidungsverhalten und andere falsche Helfer 79
1.7.1 Information: Schädliche Auswirkungen von Vermeidungsverhalten 83
1.7.2 Übung: Das Befürchtete tun 85

2 Soziale Phobie: Angst vor Menschen und sozialen Situationen 87

2.1 Erscheinungsbild 87
2.2 Fallbeispiel 91
2.3 Diagnostische Kriterien der Sozialen Phobie 92
2.4 Behandlungsziele und Methoden in der Verhaltenstherapie bei Sozialen Ängsten 95
2.5 Möglicher Behandlungsplan einer Verhaltenstherapie bei Sozialen Ängsten 100
2.6 Therapie- und Selbsthilfe-Übungsmaterialien 102
2.6.1 Übung: Verhaltensbeobachtung Selbstsicherheit 104
2.6.2 Sympathie gewinnen 105
2.6.3 Übung: Small Talk 106
2.6.4 Übung: Erziehersätze 107
2.6.5 Übung: Selbstsicherheitstraining 109
2.6.6 Kognitive Angstbewältigung – Soziale Phobie: Zwei-Spalten-Technik 111
2.6.7 Übung: Ressourcenerforschung 112

3 Agoraphobie – Angst, das Haus zu verlassen, Vermeidung von Menschenmengen 115

3.1 Erscheinungsbild 115
3.2 Fallbeispiel 116
3.3 Diagnostische Kriterien 117
3.4 Behandlungsansätze und -ziele 119
3.5 Therapie- und Übungsmaterialien 120
3.5.1 Übung: Meine Angstgedanken erkennen 120
3.5.2 Übung: Den »falschen Helfern« auf der Spur 122

4 Panikstörung – Die Angst, die »aus heiterem Himmel kommt« 125

4.1 Erscheinungsbild 125
4.2 Fallbeispiel 126
4.3 Diagnostische Kriterien 127
4.4 Behandlungsansätze und -ziele 129
4.5 Therapie- und Übungsmaterialien 130
4.5.1 Information: Zunahme der Angst durch Hyperventilation 130
4.5.2 Übung: Konfrontationsübungen bei Panikattacken 133

5 Generalisierte Angststörung – die Angst »vor dem ganzen Leben« 135

5.1 Erscheinungsbild 135
5.2 Fallbeispiel 136
5.3 Diagnostische Kriterien 137
5.4 Behandlungsansätze und -ziele 138
5.5 Therapie- und Übungsmaterialien 139
5.5.1 Übung: Sorgentagebuch 139
5.5.2 Übung: Sorgenecke 140
5.5.3 Imaginationsübung 142
5.5.4 Übung: Netzwerken 143

6 Spezifische Phobien – »Ich habe doch keine Angst! Außer vor …« 146

6.1 Erscheinungsbild 146
6.2 Fallbeispiel 147
6.3 Diagnostische Kriterien 148
6.4 Behandlungsansätze und -ziele 149
6.5 Therapie- und Übungsmaterialien 150
6.5.1 Angsthierarchie – Spinnenphobie 151
6.5.2 Übung: Entspannung PMR (Progressive Muskelentspannung) 151

7 Spezialfall Krankheitsangst 155

7.1 Erscheinungsbild 155
7.2 Fallbeispiel 156
7.3 Diagnostische Kriterien 157
7.4 Behandlungsansätze und -ziele 158
7.5 Therapie- und Übungsmaterialien 160
7.5.1 Übung: Sinnesspaziergang 160
7.5.2 Übung: Neubewertung körperlicher Symptome 162
7.5.3 Übung: Dialog mit dem Körper 164

8 Spezialfall: Prüfungsangst 167

8.1 Erscheinungsbild 167
8.2 Fallbeispiel 167
8.3 Diagnostische Kriterien 169
8.4 Behandlungsansätze und -ziele 170
8.5 Therapie- und Übungsmaterialien 171
8.5.1 Übung: Prüfungsängstliche Gedanken und hilfreiche Alternativen 171
8.5.2 Information: Umgang mit Blackouts und Wissenslücken 176
8.5.3 Übung: Der Tag X 177

9 Angststörungen bei Kindern 180

9.1 Fallbeispiele 182

9.2 Diagnostische Kriterien 182

9.3 Behandlung kindlicher Angststörungen 183

9.3.1 Information für Eltern: Umgang mit Kinderängsten 183

9.3.2 Angstbewältigung für Kinder 184

9.3.3 Die Angstleiter 186

10 Andere psychische Erkrankungen, die mit Ängsten verbunden sein können 187

10.1 Angst und depressive Störung gemischt 187

10.2 Zwangsstörungen 188

10.3 Reaktionen auf schwere Belastungen 190

10.3.1 Akute Belastungsreaktion 190

10.3.2 Posttraumatische Belastungsstörung 191

10.3.3 Anpassungsstörungen 192

10.4 Ängste in der Zeit der Covid-Pandemie 193

TEIL III – ZUM SCHUSS

1 Leitlinienbehandlung und Behandlungsempfehlungen 198

2 Der Weg in die Psychotherapie 200

3 Patientenbericht: Herzphobie – die Angst vor dem Sterben 202

4 Empfehlungen für Angehörige und Freunde 205

5 Rückkehr in ein Leben mit »gesunden« Ängsten 209

ANHANG

Alphabetisches Verzeichnis der Übungen, Informationen und Arbeitsblätter 214

Auswertung: Kurztest – »Sozialangst« 216

Literatur 217

Für Uli und all diejenigen,
welche diesen Schreibprozess
wohlwollend begleitet haben.

Gudrun Görlitz

Für Amilia, Leander und alle,
denen ich täglich bei der
Bewältigung ihrer Ängste helfen darf.

Nadine Bachetzky

Ein ganz besonderes Dankeschön
an die Lektorin, Frau Dr. Treml,
die uns zu diesem Projekt ermuntert
und mit ihrem umfangreichen Wissen
und ihrer großen Erfahrung auf so positive Art
beraten und unterstützt hat.

Augsburg, im Frühjahr 2022

Tu stets das, was Du zu tun fürchtest.
Ralph Waldo Emerson (1803–1882)

Einführung

»Peter hat sich sieben Jahre lang mit seinen Ängsten vor öffentlichen Verkehrsmitteln, dem Aufzugfahren, engen Räumen, Schwitzen und Zittern gequält, bis er sich endlich entschloss, einen Psychotherapeuten aufzusuchen und sich dort Hilfe zu holen.
Die ständige Suche nach Ausreden bei Einladungen, Kino- und Theaterbesuchen hat Janas Bekanntenkreis über viele Jahre hinweg stark eingeengt. Durch zahlreiche Vermeidungsmanöver hatte sie stets versucht, ihre Angst vor Blamagen und Erröten zu verbergen.
Markus dachte lange Zeit, seine Krankheitsängsten durch Recherchieren im Internet und zahlreiche Arztbesuche selbst in den Griff zu bekommen, diese nahmen jedoch ganz im Gegenteil von Jahr zu Jahr zu.

Wenn Peter, Jana, Markus und viele andere von Ängsten betroffene Menschen nicht jahrelang gewartet hätten, um ihren Ängsten zunächst mit Selbsthilfemöglichkeiten zu begegnen, hätten sie sich wahrscheinlich selbst und ihren Familien viel Leid ersparen können.
Durchschnittlich sieben wertvolle Jahre vergehen, bis sich Angstpatienten einer Psychotherapeutin, einem Psychotherapeuten oder Arzt anvertrauen. Manchmal sind dann diese Ängste so stark ausgeprägt, dass eine Langzeitverhaltenstherapie über 60 und mehr Sitzungen nötig ist, um sie Schritt für Schritt abzubauen. Es gibt auch Fälle, bei denen die Ängste bereits so stark chronifiziert sind, dass sie durch eine Psychotherapie nur noch gelindert werden können. Aus diesem Grund ist es besonders wichtig, rechtzeitig Hilfsangebote wahrzunehmen.

Liebe Leserin, lieber Leser, liebe Betroffene,
bevor sich Ihr Leid so stark auf Ihr Leben, Ihre Familie, Ihr soziales Umfeld, Ihren Beruf auswirkt, Ihre Ängste Ihr Leben bestimmen und einengen, können Sie bereits in einem sehr frühen Stadium versuchen, durch Selbsthilfemöglichkeiten entgegenzuwirken. Einer der führen-

den Angstforscher in Deutschland, Prof. Jürgen Margraf, Lehrstuhlinhaber für Klinische Psychologie und Psychotherapie an der Universität Bochum, rät, »dass es vorzuziehen ist, wenn Betroffene ihre Ängste aus eigener Kraft bewältigen können. Daher können die Patientinnen bei hinreichender Motivation zunächst ruhig zur Selbsthilfe ermutigt werden« (Margraf S. 124).

In diesem Buch finden Sie sowohl zahlreiche Informationen über die unterschiedlichsten Ängste als auch Selbsthilfemethoden, die Sie zunächst für sich ausprobieren können. Sie erfahren auch, welche Methoden im Rahmen einer verhaltenstherapeutischen Psychotherapie angewandt werden können.
Die Informationen und Übungen in diesem Buch beruhen dabei auf dem übergeordneten Prinzip:

Konfrontation statt Vermeidung

Dabei werden wir Sie mit den fünf wichtigsten und wirksamsten Methoden der Verhaltenstherapie vertraut machen und Ihnen dazu verschiedene Übungen und Informationen zu den wichtigsten Angstbewältigungsthemen vorstellen.

1. **Hilfreiche Gedanken formulieren** (z. B.: Das ist nur eine Angst, aber keine Gefahr, ich kann das aushalten),
2. **Vermeidungsverhalten abbauen** (z. B.: Ich versuche es, mich der leichtesten Angst-Situation zu stellen),
3. **Ängste schrittweise konfrontieren mit hilfreichen Gedanken im Kopf** (z. B.: Es ist nur eine unrealistische Angst vor dem Aufzug, aber er ist keine Bedrohung, ich bin jetzt mutig und steige ein),
4. **selbständig und unabhängig werden, Mut pflegen** (z. B.: Ich verzichte heute auf Begleitung),
5. **täglich Schrittchen für Schritt auf die Angst zugehen und üben, üben, üben ...**

Wenn Sie sich mit den Informationen über Angst und andere unangenehme Gefühle des *ersten Kapitels* beschäftigen und Schritt für Schritt die einzelnen Übungen durchführen, dann haben Sie bereits erste Anhaltspunkte, was Ihnen helfen könnte. Sie finden hier auch Informationen darüber, warum es sinnvoller ist, übersteigerte Ängste zu konfrontieren, anstatt sie zu vermeiden, und warum natürliche Ängste eher Selbstschutzmaßnahmen erfordern.

Im *zweiten Kapitel* informieren wir Sie über die wichtigsten Angst-Diagnosen mit anschaulichen Fallbeispielen und über einige weitere Selbsthilfemöglichkeiten.

Im *dritten Kapitel* finden Sie neben Behandlungsempfehlungen und einigen Patientenbeispielen auch Hinweise für Angehörige und einen Ausblick für die Rückkehr in ein Leben mit gesunden Ängsten.

Möge sich Ihre Angst zu einem gesunden, natürlichen Begleiter weiterentwickeln und kein gefürchteter Feind mehr sein!

Augsburg, im Frühjahr 2022
Gudrun Görlitz und Dr. Nadine Bachetzky

Teil I
Gesunde und behandlungs-bedürftige Ängste

1. Wie erkenne ich den Unterschied zwischen gesunden und behandlungsbedürftigen Ängsten?

Sie können zunächst ganz beruhigt sein. Sie sind kein Ausnahmefall, denn es gibt tatsächlich kaum einen angstfreien Menschen. Ohne Ängste im gesunden Rahmen wäre die Menschheit nicht überlebensfähig.

Einige unserer Ängste waren für unsere frühen Vorfahren, die noch in wilder Natur gelebt haben, überlebensnotwendig. Man spricht deshalb auch von *Ängsten mit evolutionärer Bedeutung*, die immer noch mehr oder weniger in uns stecken und bis zu einem gewissen Grad »gesund« sind.

Die evolutionäre Bedeutung einiger Ängste

Ganz grundsätzlich waren es also nicht nur die »Mutigen« oder gar »Furchtlosen« unserer Vorfahren, die einen evolutionären Vorteil hatten.

Inwiefern können aber Ängste »nützlich« gewesen sein? Eine Angst vor **Schlangen**, **Spinnen** oder Kleintieren mag da ja noch einleuchten. Aber **Soziale Ängste**? Die konnten beispielsweise helfen, wenn die eigene Gruppe oder Familie auf eine fremde Gruppe traf. In diesem Fall war eine genaue Beobachtung des eigenen Auftretens und eine ebenso genaue Einschätzung der Reaktion des Gegenübers auf die eigene Person (freundlich oder feindlich?) und gegebenenfalls eine rasche Reaktion (Angriff, Verteidigung, Flucht) sicherlich hilfreich. Dieses ängstliche »Abtasten« in sozialen Kontakten, präzises Vorbereiten von sozialen Kontakten, um »ja nichts falsch zu machen«, Hinterfragen des eigenen Auftretens nach sozialen Kontakten, schnelles Verlassen unangenehmer sozialer Situationen – all das sind Muster, die wir auch heute noch von vielen sozialängstlichen Menschen kennen.

Ein **freier, offener Platz** konnte potentiell gefährlich sein – bot er doch

keinerlei Schutz, Sicherheit oder Rückzugsort; eine Grundangst, die sich in der heutigen Agoraphobie noch immer abzeichnet.
Und sicherlich konnte es auch von Vorteil sein, wenn bereits früh **Veränderungen auf der Körperebene** wahrgenommen wurden als Hinweis, dass eine Erkrankung drohte. Die Fähigkeit zur Selbstbeobachtung, eine erhöhte Sensibilität und vielleicht auch Ängstlichkeit, die Vorteile brachte, sind Merkmale, die wir heute noch häufig bei Patienten mit **Hypochondrie** oder **Krankheitsangst** finden.
Sollten eine oder mehrere dieser oder anderer Ängste bei Ihnen stark ausgeprägt sein und mehrmals wöchentlich auftreten, ohne dass eine wirkliche Gefahr besteht, dann handelt es sich wahrscheinlich um übersteigerte Ängste. Wenn Sie jedoch nur ein paar Mal im Jahr eine übersteigerte Angst erleben, ist es nicht unbedingt nötig, sich in eine Psychotherapie zu begeben. Hier helfen Ihnen sicherlich die Informationen und Übungen in diesem Buch weiter.

»Grundsätzlich muss zwischen *Alltagsangst*, den eigentlichen ›*primären Angststörungen*‹ (›Angst als eigene Krankheit‹) und *organisch* bedingten ›sekundären Angstsyndromen (›Angst als Folge körperlicher Krankheit‹) unterschieden werden« (Margraf 2021, S. 123). »Sekundäre Angstsymptome gehen auf organische Grunderkrankungen, insbesondere internistischer und neurologischer Natur, zurück und werden daher nicht als eigenständige Krankheitseinheiten angesehen. Die Therapie setzt sinnvollerweise an der Grunderkrankung an …« (Margraf 2021, S. 110).

Wenn Ängste Ihre Lebensqualität dauerhaft stark beeinträchtigen und – im Gegensatz zur gesunden Angst – auch ohne tatsächliche Gefahr Ihren Alltag bestimmen, wäre es hilfreich für Sie, sich bei einem Psychotherapeuten vorzustellen.
Die Behandlung »krankheitswertiger« Ängste wird von den Krankenkassen übernommen. Hier die häufigsten Ängste mit Krankheitswert:

- Die Angst vor sozialen Situationen wird als **Soziale Angst** bezeichnet.

- Die Angst, sich von einem sicheren Ort zu entfernen, nennt man **Agoraphobie.**
- Die Angst in engen Räumen nennt man **Klaustrophobie.**
- Die Angst aus heiterem Himmel wird als **Panikstörung** bezeichnet.
- Die Angst, die durch unrealistische Sorgen ausgelöst wird, heißt **Generalisierte Angststörung.**
- Die ständige Angst vor unterschiedlichen Krankheiten kann eine **Krankheitsphobie** oder Hypochondrische Störung sein.
- Daneben gibt es verschiedene sogenannte **Phobien** mit Krankheitswert vor einzelnen Auslösern wie Tieren, Prüfungen oder anderen in ihrer Gefährlichkeit oder Bedeutung überschätzten Ereignissen.
- Auch bei übersteigerten **Ängsten bei Kindern** ist rasche Hilfe sinnvoll.

In Teil II dieses Buches können Sie sich über die Erscheinungsformen und Behandlungsmöglichkeiten dieser Ängste mit Krankheitswert noch genauer informieren.

In der **Verhaltenstherapie**, der wir uns zurechnen, wird die Angst zunächst auf den vier Ebenen des menschlichen Erlebens analysiert und behandelt. Im Verlauf dieses Buches werden wir Sie Schritt für Schritt mit diesem Vier-Ebenen-Modell vertraut machen. Es umfasst:

1. Gedankliche Ebene (z. B. O Gott, das schaffe ich nicht!)
2. Gefühlsebene (z. B. Aufregung, Unsicherheit, Furcht, Sorge, Verlassenheitsgefühl)
3. Körperliche Ebene (z. B. Atemnot, Schwitzen, Zittern)
4. Verhaltensebene (z. B. Vermeidung angstauslösender Situationen)

Gedanken, Gefühle, Körperreaktion und Verhalten stehen in einer ständigen Wechselwirkung. Sie erklären auch, wie es zum Teufelskreis der Angst kommen kann. Wir werden dies *Angstkarussell* nennen, weil sich die Angst manchmal so anfühlt, als säßen Sie in einem nicht mehr anzuhaltenden Karussell.
Hier ein Beispiel:

»*Der Journalist erfährt, dass sein Kollege mit einem Herzinfarkt auf der Intensivstation liegt. Er entwickelt negative, angstauslösende* **Gedanken**, *die sich auf seinen eigenen gesundheitlichen Zustand beziehen (z. B.: »Um Gottes Willen, das wird mir doch nicht auch passieren, mein Herz sticht auch manchmal«). Durch diese angstauslösenden Gedanken, den vorausgegangenen Schrecken und durch die Selbstbeobachtung kann sich sein Herzschlag und die Atmung tatsächlich beschleunigen. Dies nimmt er wahr und diese* **körperliche Veränderung** *löst wiederum* **Angstgedanken** *aus (z. B.: »Hoffentlich passiert mir jetzt beim Autofahren nichts«). Durch Angstgedanken werden im Körper bestimmte* **Stoffwechselvorgänge** *verändert (z. B. vermehrt Stresshormone ausgeschüttet), was wiederum die körperlichen Symptome, wie Herzschlag und Zittern, verstärken kann. Schließlich drehen sich die* **Gedanken** *im Kreis, verbunden mit* **Gefühlen** *von Hilflosigkeit. Die Angst wird immer größer und sie kann sich steigern bis zur Angst, ohnmächtig umzufallen oder zu sterben. Der herbeigerufene Notarzt kann keine körperlichen Ursachen feststellen. Alleine seine Anwesenheit und das damit verbundene Gefühl »Nun bin ich in Sicherheit« beruhigt den Patienten vorläufig.*

Tritt übersteigerte Angst nur wenige Male im Jahr auf, dann kann sie als – vielleicht auch heftige – Normalreaktion auf ein Ereignis betrachtet werden. Entwickeln sich daraus jedoch regelmäßige Angstzustände, die mehrmals monatlich über einen längeren Zeitraum auftreten, dann spricht man von behandlungsbedürftigen Ängsten.

1.1 Übung: Meine persönliche Angstanalyse

Es gibt Tage, da finden wir für unsere unangenehmen Gefühle kein anderes Wort als »Angst«. Was bedeutet dieses Gefühl?
Die folgende Übung und die dazugehörigen Arbeitsblätter bieten Ihnen die Möglichkeit, dies herauszufinden. Sie beschäftigen sich mit der Analyse Ihrer Ängste und weiterer unangenehmer Gefühle, die sich

möglicherweise auch bei Ihnen sehr ähnlich wie »Angst« anfühlen oder auch zusätzlich noch Ängste auslösen können.

Sie können nun mit der Übung *Meine persönliche Angstanalyse* beginnen, indem Sie – ganz in Ruhe – versuchen, die jeweiligen persönlichen Fragen schriftlich zu beantworten. Das *Aufschreiben* ist dabei eine sehr wirksame Methode, neue Erkenntnisse zu gewinnen.

Wir alle spüren manchmal ein unangenehmes Gefühl und bezeichnen es dann als Angst. Angst hat viele Hintergründe und viele Namen. Die natürliche Angst, die uns vor drohenden Gefahren warnt und uns alarm- und fluchtbereit macht, kennt jeder Mensch, ebenso die Angst vor unbekannten oder neuen Situationen. Diese Art von Angst ist eine gesunde Angst, die uns schützt, warnt und unsere Aufmerksamkeit erhöht.

Angst oder ein anderes Gefühl? – Anleitung zur Eigenanalyse von Ängsten

Wir spüren ein bestimmtes unangenehmes Gefühl und nennen es Angst, obwohl vielleicht andere Gefühle hinter dieser Angst stehen.

- Ist es ein Erschrecken, die *natürliche Angst*, die uns vor einer drohenden Gefahr warnt und uns alarmbereit macht, wie z. B. das Aufschrecken beim Überqueren der Straße vor einem schnell daher rasenden Auto?
- Oder ist es ein *Überlastungsgefühl*, das uns zeigt, dass wir das, was wir von uns fordern, nicht leisten können, dass wir unsere Ansprüche herunterschrauben müssen?
- Oder ist es vielleicht nur irgendeine ganz normale Form natürlicher *Aufregung*, die Angst vor dem Unbekannten, die wir alle schon in einer neuen oder schwierigen Lebenssituation erlebt haben?
- Oder ist es ein schlechtes Gewissen, eine *begründete Angst*, weil wir einen Fehler begangen haben, den wir verheimlichen möchten, zu dem wir nicht stehen wollen?

- Oder ist es eine Hilflosigkeit, eine *stellvertretende Angst,* die wir benutzen, um Konflikten und unangenehmen Situationen aus dem Weg zu gehen?
- Oder ist es eine Panik mit *Katastrophenphantasien,* eine selbsterzeugte Angst, die wir gedanklich durch Verallgemeinerungen, Übertreibungen, Unkonkretheit, offene Fragen, Selbstabwertungen und andere Katastrophengedanken erzeugen?
- Oder ist es *ein anderes Gefühl* (Furcht, Scham, Unsicherheit, Sorge …)?

Nehmen Sie sich nun ein wenig persönliche Zeit, die folgende Übungsaufgabe zu bearbeiten.

Aufgabe Nr. 1
Malen Sie in das Arbeitsblatt *Gefühlskörper* (s. S. 30) die verschiedenen Angstgefühle, die Sie kennen, als farbige Angstpunkte und versuchen Sie, diesen Angstpunkten Namen zu geben. Ordnen Sie anschließend diesen Angstpunkten die entsprechenden Situationen zu.

Katastrophengedanken: Was steht hinter der Angst?
Die häufigsten Befürchtungen haben damit zu tun, dass wir uns manchmal übergroße Sorgen machen, nicht genug geliebt zu werden, verlassen zu werden oder in den Augen anderer Menschen zu versagen. Wenn diese Befürchtungen in uns hochkommen, dann beginnen wir häufig, unsere angstvergrößernden *Katastrophengedanken* anzukurbeln:

- die Verallgemeinerungen,
- die Übertreibungen,
- die Abwertungen,
- die unlogischen, nie erlebten negativen Prophezeiungen und
- die offenen, unbeantworteten Fragen.

Unser Körper reagiert dann möglicherweise mit Zittern, Schwitzen, Herzrasen, Verspannungen … dies erzeugt noch mehr *Katastrophengedanken* (»Um Gottes Willen«, »Das schaffe ich nicht«, »Was ist nur mit mir los?«) … wir können nicht mehr klar denken … der Kopf ist wie leer, benommen, durcheinander … wir setzen den *Teufelskreis der Angst* in Gang. Selten nehmen wir uns die Zeit, diesen »offenen Fragen« nachzugehen oder weiterzufragen, wie z. B.:

- Was steht hinter meiner Angst?
- Was passiert im schlimmsten Fall?
- Wie kann ich mir im schlimmsten Fall helfen?
- Wie wahrscheinlich ist der schlimmste Fall?
- Wie geht es weiter?

> **Die Angst kann uns helfen, die Hintergründe unseres Lebens genauer zu erforschen.**

Nehmen Sie sich wieder ein wenig persönliche Zeit, die folgende Übungsaufgabe zu bearbeiten.

Aufgabe Nr. 2
Schreiben Sie sich Ihre persönlichen Katastrophengedanken auf und versuchen Sie, diese zu Ende zu denken, zu überprüfen, ob sie wirklich realistisch und angemessen sind. Notieren Sie sich dann zu jedem Katastrophengedanken Ihre hilfreichen Antworten.

Die Angst als Warnsignal: Bin ich bei mir – oder habe ich mich und meine Bedürfnisse selbst verlassen?

Wir beschäftigen uns manchmal nur mit unserem Erscheinungsbild in den Augen anderer, mit den von uns erwarteten Leistungen und zu wenig mit uns selbst. Dies lenkt uns davon ab zu spüren, dass auch wir uns selbst anerkennen und lieben können und dass es wichtig ist, uns selbst nicht zu verlassen.

Bei jeder Vermeidung oder Flucht (gedanklich oder körperlich) vor einer wichtigen, aber angstmachenden Lebensaufgabe lassen wir auch uns selbst im Stich und vergrößern dadurch unsere *»Angst vor der Angst«* und die Angst davor, im Leben versagen zu können.

Uns selbst zu lieben und nicht zu verlassen, heißt zunächst, zu sehen, zu spüren, zu akzeptieren und sich darüber zu freuen, dass wir sowohl Talente als auch Schwächen haben. Alle Teile der Persönlichkeit, die eher unterdurchschnittlich sind, nicht besonders hervorragend, vielleicht eher schwach und unfähig, sehnen sich nach Wertschätzung und manchmal auch nach Trost.

Aber auch unsere Talente brauchen unsere Pflege und Förderung, die wir ihnen auf unsere persönliche Art und Weise geben können und sie nicht an den Modellen, Erwartungen und Wünschen Außenstehender messen müssen. Wir sollten mit unseren Talenten behutsam umgehen, ihre Grenzen akzeptieren, sie immer wieder schonen, damit sie sich regenerieren können und wir sie nicht überstrapazieren.

Die Angst kann als Schutz und Warnung verstanden werden, mit unseren Schwächen und Talenten sorgsamer umzugehen.

Nehmen Sie sich wieder ein wenig persönliche Zeit, die folgende Übungsaufgabe zu bearbeiten.

Aufgabe Nr. 3
Schreiben Sie einige Ihrer Begabungen und Talente auf und beschreiben Sie, wie Sie diese pflegen.
Schreiben Sie anschließend einige Ihrer Schwächen auf und Ihren momentanen und zukünftigen Umgang mit diesen Schwächen.

Was sind gesunde Ängste?
Möglicherweise erscheint es Ihnen banal, sich zum Schluss dieser Übung noch mit dieser Auswahl gesunder Ängste zu beschäftigen und sie durch ihre eigenen Erfahrungen zu ergänzen. Für manche Menschen kann es jedoch beruhigend sein, eine Richtschnur zu haben, was *normal und gesund* ist.

Beispiele für gesunde Ängste und gesunde Schutz-Verhaltensweisen

1. Angst vor sehr *wahrscheinlichen Gefahren*
   - Angst vor Gewitter – sich in Sicherheit bringen
   - Angst vor Verkehr – nur bei Grün über die Ampel gehen
   - Angst vor Schulden – das Konto nicht übermäßig überziehen
   - Angst, einen Vortrag zu halten – sich gut vorbereiten
   - Angst, eine Prüfung nicht zu bestehen – rechtzeitig lernen

2. Angst vor den Folgen *sozial unerwünschter Verhaltensweisen*
   - Angst, eine Zusage nicht einhalten zu können – Zeitpuffer einbauen
   - Angst, »ertappt« zu werden – keine falsche Versprechungen machen
   - Angst, zu spät zu kommen – Unpünktlichkeit vermeiden
   - Angst vor Abwertungen – »ich möchte nicht, dass du so mit mir redest«
   - Angst vor Kritik – sich konstruktiv damit auseinandersetzen

3. Angst vor *Risiko-Verhaltensweisen*
   - Angst vor Klippenspringen – verzichten oder nur mit Trainer
   - Angst vor Geschlechtskrankheiten oder schwanger zu werden – Verhütung mit Kondom
   - Angst vor der Übelkeit auf der Achterbahn – vermeiden oder vorher einen Übelkeitskaugummi kauen
   - Angst vor Mutproben – die eigenen Fähigkeiten realistisch einschätzen.

Aufgabe Nr. 4

Schreiben Sie alle Ängste auf, bei denen Sie sich nicht sicher sind, ob diese gesund oder übersteigert sind. Wahrscheinlich finden Sie im Laufe der Lektüre dieses Selbsthilfebuches Antworten dafür.

Im Anschluss an diese Übung können Sie in den nächsten Tagen noch die Übungsblätter *Angst oder ein anderes Gefühl* (S. 27), *Basisgefühle*

(S. 29), *Gefühlskörper* (S. 30 f.), *Angst- und Katastrophengedanken* (S. 32 f.) ausfüllen, um sich zunehmend mehr selbst in »Angstanalyse und Angstdifferenzierung« zu schulen.

1.2 Übung: Angst oder ein anderes Gefühl?

Häufig passiert es, dass Menschen alle möglichen unangenehmen Gefühle einfach nur als Angst bezeichnen und damit ihre Problemlösung erschweren. Die genauere Bezeichnung Ihres unangenehmen Gefühls kann Ihnen helfen, diese Gefühle besser einzuordnen und für Sie passende Lösungen zu finden.
Um diese Gefühle genauer analysieren und benennen zu können, stellen Sie sich jetzt eine Situation ihres aktuellen Lebens vor, die mit Angst oder anderen unangenehmen Gefühlen verbunden war, und tragen Sie diese ein.
In einem zweiten Schritt schätzen Sie dann die Angst in dieser Situation von 0 (gering) über mittel (50) bis 100 (sehr stark) ein, damit Sie sich darüber klarer werden, wie Sie jetzt handeln möchten.

- Situationsbeschreibung

  ....

  ....

- Welche Personen sind beteiligt

  ....

  ....

- Was erscheint mir sonst noch wichtig (In welcher körperlichen und seelischen Verfassung sind Sie? Gibt es gerade noch andere Belastungen? Wie gut sind Sie vorbereitet? Usw.)

  ....

  ....

Welche dieser Gefühle sind mit der Situation verbunden?
(bitte ankreuzen / ergänzen / zuordnen)

Anspannung	○	Nervosität	○
Erwartungsangst	○	Sorge	○
Schuldgefühle	○	Unsicherheit	○
Aufregung	○	Hilflosigkeit	○
Unterlegenheitsgefühle	○	Neid	○
Eifersucht	○	Scham	○
Unruhe	○	Andere Gefühle ...	○
	○		○
	○		○

- Was kann im schlimmsten Fall passieren?

  ....

  ....

- Wie könnte ich mir bei jedem einzelnen dieser Gefühle helfen?

  ....

  ....

- Wie kann ich die Situation bewältigen, oder sie mir erleichtern?

  ....

  ....

Um sich in der Verwendung unterschiedlichster Gefühlsworte noch weiter zu schulen, können Sie das folgende Übungsblatt *Basisgefühle* verwenden und / oder ausfüllen.

1.3 Übungsblatt: Basisgefühle

Dieses Übungsblatt kann Ihnen helfen, sich mit der ganzen Palette menschlicher Gefühle zu beschäftigen und sie genauer zu benennen. Die Grundgefühle (1. Spalte) existieren über alle Kulturen hinweg. Sie sehen, dass die unangenehmen Gefühle die angenehmen überwiegen. Das ist in uns allen so angelegt und hat eine wichtige Entwicklungs-, Schutz- und Überlebensfunktion. Die Begleitgefühle (2. Spalte) sind sehr umfangreich und können ergänzt werden. Tragen Sie in die 3. Spalte zu den jeweiligen Grund- und Begleitgefühlen Ihre eigenen, erlebten Gefühlssituationen ein.

Grundgefühle	Begleitgefühle	Erlebte Situationen
Freude	Zuneigung Begeisterung Liebe Zufriedenheit Lust Optimismus	
Trauer	Bedrücktheit Einsamkeit Mutlosigkeit Niedergeschlagenheit Enttäuschung Verzweiflung	
Furcht	Angst Hilflosigkeit Scham Befangenheit Unsicherheit Aufregung	
Wut	Ärger Aggression Zorn Eifersucht Rage Hass	

Überraschung	Verwunderung Erstaunen Verblüffung Verwirrung Fassungslosigkeit Entsetzen	
Ekel	Missmut Abneigung Widerwille Überdruss Abscheu Abneigung	
Verachtung	Gleichgültigkeit Missbilligung Ablehnung Misstrauen Erniedrigung	

1.4 Übungsblatt: Gefühlskörper

Diese schematische Darstellung eines menschlichen Körpers kann Ihnen bei verschiedenen Übungen helfen, Ihre Gefühle und Körperempfindungen richtig zu lokalisieren. Markieren Sie hier bitte alle Gefühle (blau) und Körperempfindungen (rot), die Sie mit dem Gefühl der ANGST verbinden und benennen Sie diese anschließend.

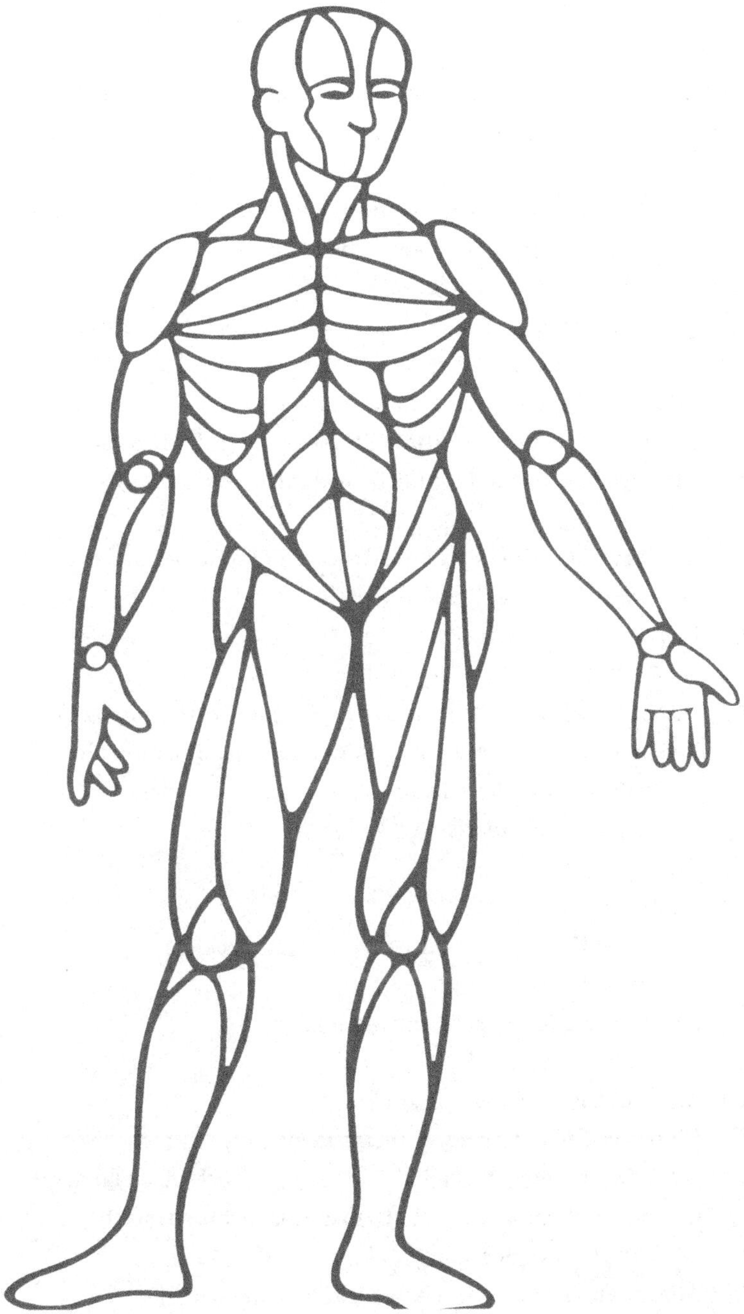

⤓ 1.5 Übungsblatt: Angst und Katastrophengedanken

In schwierigen oder aufregenden Lebenssituationen tauchen häufig automatische Gedanken auf, die uns den hilfreichen Umgang mit diesen Situationen erschweren. Diese meist unlogischen Katastrophengedanken sind durch **Verallgemeinerungen** und **Übertreibungen** (immer, alles, keiner usw.) sowie plötzliches Abreißen der Gedanken ohne Lösungsversuche gekennzeichnet. Sie lassen oft lösbare, alltägliche Lebensprobleme wie eine große Katastrophe erscheinen. Versuchen Sie nun zunächst herauszufinden, welche der folgenden Gedanken für Sie in schwierigen Situationen typisch sind, kreuzen Sie diese an und schreiben Sie sich für jeden Ihrer Katastrophengedanken mindestens eine hilfreiche Lösung auf (ähnlich wie in den ersten drei Beispielen):

- ○ Das kann ich nicht (Beispiel 1 für einen hilfreichen Gedanken: »Ich werde es versuchen«)
- ○ Das schaffe ich nicht (Beispiel 2: »Ich habe schon so vieles geschafft«)
- ○ Das ist zu schwierig für mich (Beispiel 3: »Ich erleichtere es mir, indem ich das erste Mal nur 5 Minuten in der Situation bleibe«)
- ○ Hoffentlich werde ich nicht rot, schwitze, zittere nicht
- ○ Was denken die anderen
- ○ Keiner mag mich mehr
- ○ Immer geht es mir so
- ○ Es ist eine Katastrophe, ein Wahnsinn, schrecklich, nicht auszuhalten
- ○ Ich bin völlig fertig, gelähmt, untauglich
- ○ Warum nur immer ich
- ○ Allen anderen geht es besser als mir
- ○ Ich bin vernichtet, zerstört, nichts mehr wert
- ○ Keiner darf sehen, dass ich das nicht kann, nicht dazu fähig bin
- ○ Ich muss unbedingt so tun, als ob es mir nichts ausmacht
- ○ Wie sehe ich nur aus
- ○ Alle sehen mir meinen schrecklichen Zustand an

- ○ Ich tauge zu nichts
- ○ Mein Leben ist nicht lebenswert
- ○ Immer ist es das Gleiche mit mir
- ○ Oje, es passiert gleich etwas ganz Fürchterliches
- ○ Was mache ich jetzt nur
- ○ Keiner hilft mir
- ○ Alle lassen mich völlig allein
- ○ Das Leben ist schrecklich
- ○ Nichts wie weg, raus, abhauen, auf und davon
- ○ Nur vermeiden, dann ist die Angst vorbei
- ○ Eigene Gedanken ....

2. Welche ersten Schritte zur Selbsthilfe kann ich heute schon beginnen?

Vielleicht haben Sie sich gerade erst entschlossen, sich Ihre Ängste genauer anzusehen, welche davon natürlich sind und zum Leben dazugehören, welche unrealistisch und übersteigert sind und welche Ängste eine mögliche **Schutzfunktion** vor Gefahren haben.
Möglicherweise haben Sie sich auch schon zu einer Psychotherapie / Verhaltenstherapie angemeldet und möchten die Wartezeit auf einen Therapieplatz nutzen, um sich vorzubereiten.
In jedem Fall können Sie sich durch die folgenden Selbsthilfeübungen schon einmal mit verschiedenen Methoden vertraut machen.

Es gibt zahlreiche Übungen, mit denen Sie selbst bereits beginnen können, um

- Ihre Ängste zu verringern,
- mit Ihrer Angst besser leben zu können,
- sich vor realen Gefahren schützen zu können (bei »gesunden« Ängsten),
- mit Ihren Ängsten Frieden zu schließen oder
- ihr ins Gesicht zu sehen, sie zu konfrontieren.

2.1 Leitsätze zum Umgang mit Angst

Nahezu alle Menschen sind darin geübt, ihre Gedanken wahrzunehmen, sich mit ihnen auseinanderzusetzen oder sie aufzuschreiben. Diese Fähigkeit, nutzen wir für die Selbsthilfeübungen in diesem Kapitel, bei denen Sie Ihre Angst-Gedanken beobachten und niederschreiben.

Zur Vorbereitung bitten wir Sie, sich zunächst mit den *Leitsätzen zum Umgang mit Ängsten* vertraut zu machen. Lernen Sie diese möglichst auswendig, um sie dann in entsprechenden angstauslösenden Situationen sofort zur Verfügung zu haben.

Eine besonders wichtige verhaltenstherapeutische Methode ist die sogenannte *kognitive Umstrukturierung*, die wir Ihnen hier als *Zwei-Spalten-Technik* vorstellen.
Wenn Sie diese Methode beherrschen (durch tägliches Aufschreiben und Üben über mindestens drei Monate hinweg und fortlaufend weiter), dann haben Sie bereits einen großen, wichtigen Schritt im richtigen Umgang mit Ihren Ängsten geschafft!

Information: Leitsätze zum Umgang mit Angst
Wenn Sie folgende Leitsätze zum Umgang mit diesen ängstlichen Gedanken regelmäßig einüben, verinnerlichen, auswendig lernen, wiederholen …, haben Sie bereits einen ersten wesentlichen Schritt Ihrer Selbsthilfe zur Angstbewältigung geschafft.

1. Auch bei ängstlichen Menschen besteht kein größeres Risiko, dass eine der **befürchteten Katastrophen** eintreten könnte, als bei jedem anderen Menschen. – **Hilfreicher Gedanke:** *»Das ist nur eine Angst und keine Katastrophe.«*
2. **Unangenehme Gefühle** gehören zum Gefühlsbereich eines jeden Menschen. Verschwenden Sie daher keine sinnlosen Energien für Angstunterdrückungsversuche, die niemals dauerhaft gelingen können. – **Hilfreicher Gedanke:** *»Unangenehme Gefühle sagen uns oft, wo es langgeht, sie sind Weiterentwicklungs-Gefühle und nicht negativ.«*
3. Die Überwindung von Angst gelingt dann am besten, wenn Sie bereit sind, **unangenehme Gefühle zuzulassen**, in der Situation zu bleiben, ohne aufzugeben, solange bis die Angst abnimmt. – **Hilfreicher Gedanke:** *»Ich will dieses Gefühl genauer kennlernen, anstatt es zu unterdrücken.«*

4. Wenn Sie üben, Angstsituationen zu **konfrontieren und durchzustehen**, dann helfen Ihnen z. B. folgende inneren Einstellungen und **hilfreiche Gedanken:**
   - *Ich erlaube mir meine Angst.*
   - *Ich werde es schaffen, diese Situation durchzustehen.*
   - *Die körperlichen Symptome werden ganz sicher wieder abklingen und*
   - *ich werde mich hinterher erleichtert und stärker fühlen.*
5. Die **körperlichen Begleiterscheinungen** in Angstsituationen sind zwar sehr unangenehm, aber weder schädlich noch gefährlich. Ihr Übungsziel besteht darin, mit der Angst umgehen zu lernen, und nicht darin, sie zu vermeiden. – **Hilfreicher Gedanke:** *»Das ist nur eine unangenehme Körperreaktion und keine Gefahr.«*
6. Lernen Sie ihre persönliche **Belastungsgrenze** kennen und versuchen Sie, diese nicht zu überschreiten, da körperlich-seelische Überbelastung häufig der Nährboden für Angststörungen ist. In diesem Fall schützt Sie die Angst vor weiterer Überlastung. – **Hilfreicher Gedanke:** *»Wenn ich ausreichend gegessen, geschlafen, mich bewegt und entspannt habe, dann haben meine Ängste weniger Chancen, mich zu quälen.«*
7. Prüfen Sie, ob es möglicherweise noch andere als nur psychische **Ursachen** für Ihre Angstgedanken, die ängstlichen Gefühle und angstauslösenden Körperreaktionen geben könnte (wie z. B.: Unterzucker durch Hungern, Überschätzung von Gefahren, Überlastung bis zum Burn-out, verständliche Aufregung, Klimakterium usw.). – **Hilfreicher Gedanke:** *»Ich schreibe mir alle möglichen Probleme, die mit meiner Angst in – auch entferntester – Verbindung stehen könnten auf, und überlege mir kleine Lösungsschritte.«*

Auf den folgenden Seiten stellen wir Ihnen neben den *gedanklichen* noch weitere verhaltenstherapeutische Einstiegsübungen vor, die Ihnen *emotional, körperlich* und in Ihrem *Verhalten* weiterhelfen werden.

2.2 Übung: Hilfreiche Gedanken entwickeln (Zwei-Spalten-Technik)

Auf den folgenden Seiten finden Sie einige Beispiele für häufig auftretende Angstgedanken und zahlreiche Beispiele für hilfreiche Gedanken.

Schätzen Sie sowohl die angstauslösenden als auch die hilfreichen Gedanken von 0 bis 10 (je nach Ausprägungsgrad) ein und ergänzen Sie diese mit Ihren ganz persönlichen Gedanken.

Lernen Sie dann Ihre fünf hilfreichsten Gedanken auswendig, damit Ihr Gehirn diese in Angstsituationen Ihnen sofort als Hilfestellung zur Verfügung stellen kann. Damit können Sie unrealistischen Ängsten sofort Kontra geben!

Schreiben Sie zunächst in die linke Spalte der Tabelle unten Ihre Angstgedanken und lassen Sie sich dann von den hilfreichen Gedanken auf den folgenden beiden Seiten inspirieren, um anschließend hier Ihre eigenen hilfreichen Gedanken einzutragen:

Angst-vergrößernde und belastende Gedanken (wie belastend 0–10)	Hilfreiche Gedanken und hilfreiches Verhalten (wie hilfreich 0–10)

Angstvergrößernde und belastende Gedanken (wie belastend 0–10)	**Hilfreiche Gedanken und hilfreiches Verhalten** (wie hilfreich 0–10)
Beispiel: (jeweils 1 Gedanke) 1. Andere denken schlecht über mich!	**Beispiel:** (jeweils 3–10 Möglichkeiten) • Kein Mensch kann Gedanken lesen. • Ich bin nicht der Mittelpunkt der Aufmerksamkeit der anderen. • Wenn es mich wirklich interessiert, dann kann ich diese Person, die mir wichtig ist, auch fragen, was sie über mich denkt. • Ich sage dem anderen, was ich über ihn denke, vielleicht erfahre ich dann auch seine ehrliche Meinung über mich. • Ich kann nie so werden, wie andere mich vielleicht haben wollen, aber ich kann immer mehr ich selbst werden. • Ich übe, mir zu sagen »Es ist mir egal, was andere von mir denken«.
2. Mir ist jetzt ganz schwindelig!	• Der Schwindel ist zwar unangenehm, aber nicht gefährlich. • Ich lasse den Schwindel nebenherlaufen und lenke meine Aufmerksamkeit auf meine momentane Tätigkeit. • Na und, das ist jetzt eben so, davon lasse ich mir nicht mein Leben verderben. • Mein Kreislauf ist durch die häufige Vermeidung untrainiert, und der Schwindel kommt sicherlich auch vom Konditionsmangel.
3. Oh Gott, jetzt falle ich gleich um!	• Ich probiere aus, mich auf den Boden zu setzen, mal sehen, wie sich das anfühlt. • Ich bin noch nie umgefallen, warum sollte ich gerade heute umfallen. • Falls ich im schlimmsten Fall wirklich umfallen sollte, wird mir sicherlich in dieser Menschenmenge irgendjemand weiterhelfen.

4. Ich kann diese Übungen nicht machen!	• Ich probiere es einfach. • Ich beginne die Übung JETZT und lasse mich von nichts davon abbringen. • Ich verschließe alle Angstgedanken in eine Kiste und lasse nicht zu, dass sie Macht über mich bekommen. • Ich übe mich in Mut, dann werde ich immer stärker werden, das ist vergleichbar mit einem Muskeltraining.
• Ich schaffe das nicht!	• Ich habe in meinem Leben schon so viel geschafft, dann werde ich das auch noch bewältigen. • Ich stelle mich positiv auf die Übungen ein und werfe für jeden Erfolg 1€ in eine »Selbstbelohnungsspardose«. • Ich möchte mir beweisen, dass ich das schaffe. • Ich habe schon sehr viel schwierigere Situationen als diese bewältigt. • Ich bleibe so lange in dieser Situation, bis mein Körper und mein Geist sich daran gewöhnt haben und die Angst wieder von allein vergeht.
5. Es wird mir nie gelingen, die Angst zu überwinden!	• Ich beginne jetzt und heute, meine eigene Zukunft selbst zu gestalten. • Das sind nur falsche Angstgedanken, die zu meiner Angsterkrankung gehören, es ist nicht die Wirklichkeit. • Wenn ich mich jetzt in diese für mich schwierige Situation wage, dann habe ich bereits das Schwierigste geschafft, nämlich anzufangen. • Ich arbeite regelmäßig an mir und baue meine Vermeidungsstrategien ab, und dann wird es mir Schritt für Schritt auch immer besser gelingen, mich in verschiedene Situationen zu begeben.
6. Ich muss immer meine »Notfallutensilien« bei mir haben!	• Ich probiere einen kleinen leichten Schritt allein (ohne meine Notfall-Vermeidungs-Tasche). • Ich übe es, die unangenehmen Gefühle – ohne falsche Hilfsmittel – auszuhalten. • Ich verabschiede mich Schritt für Schritt von meinen überflüssigen »Notfallutensilien«. • Das ist nur eine Vermeidungsstrategie und hilft nicht wirklich.

7. Ich muss diese Warteschlange vermeiden, sie ist für mich gefährlich!	• Vermeidung verringert zwar kurzfristig meine Anspannung, langfristig vergrößert sie die Angst, deshalb konfrontiere ich mich (das verkleinert langfristig die Angst und kostet kurzfristig nur etwas MUT und AUSDAUER, die sich lohnen). • Die WARTE-Schlange ist kein wildes Tier • (aber meinem Körper habe ich fälschlicherweise beigebracht, dass es sich tatsächlich um einen Löwen oder eine Schlange auf freier Wildbahn handeln würde, denn dort dürfte er so reagieren). • Also bringe ich jetzt meinem Körper durch regelmäßiges Training bei, dass es sich nur um eine harmlose Warteschlange, Menschenmenge, Höhe usw. handelt. • Die Angst ist meine Chance, mich und meine Gefühle wieder besser zu spüren, deshalb will ich mich jetzt auch mit diesen unangenehmen Gefühlen und Körperempfindungen konfrontieren.
8. Eigene belastende Gedanken:	• Eigene hilfreiche Gedanken und Verhaltensweisen:

2.3 Übung: Ich bin nicht allein, ich habe mich

Auf den vorhergehenden Seiten haben Sie sich mit gedanklichen Übungen beschäftigt, diese Übung spricht dagegen eher Ihre **Gefühle** an. Ängste machen manchmal einsam oder gaukeln uns Einsamkeits- und Verlassenheitsgefühle vor.

Mit dieser Übung können Sie sich bewusst machen, dass Sie nicht allein auf dieser Welt sind, sondern sich selbst, ihre Talente und Fähigkeiten als Begleiter und Stütze haben. In verschiedenen aufeinander aufbauenden Schritten sprechen Sie laut, in tröstendem Ton, mit sich selbst

- als Kleinkind: *»Du bist nicht allein, du hast ja mich.«*
- als Heranwachsender: *»Du bist nicht allein, du hast ja dich.«*
- als Erwachsener: *»Ich bin nicht allein, ich habe mich.«*

Die erwachsene Formulierung wird dabei intensiv eingeübt. Ein besonderes Kissen kann als symbolischer Begleiter genutzt werden.

Durch die einzelnen Schritte und Entwicklungsstufen kann im Verlauf dieser Übung eine gewisse emotionale und kognitive Nachreifung eingeleitet werden. Der Satz »Ich (du) bin nicht allein. Ich (du) habe mich (dich)« lenkt das Thema »Einsamkeit und Alleinsein« in eine völlig andere, unerwartete Richtung und zieht daher oft wichtige »Aha-Erlebnisse« nach sich:
Ein kleines Kissen kann als symbolische Hilfestellung dienen. Damit verankern sich die hilfreichen Sätze und es findet gleichzeitig eine relativ mühelose kognitive Umstrukturierung statt, die bewirkt, dass Sie sich auf den Weg machen, das Glück bei sich selbst zu suchen und zu lernen, sich selbst mehr zu beachten und zu lieben – anstelle von Heischen nach Anerkennung durch andere Menschen. Beginnen Sie nun mit der Übung:

Dialog mit dem kleinen inneren Kind
Bitte nehmen Sie zunächst ein »besonderes« Kissen so liebevoll wie möglich in Ihre beiden Hände, stellen Sie sich dabei vor, dass das Kissen Sie selbst als kleines Kind symbolisiert und sprechen Sie mit ihm über seine natürlichen und vielleicht auch übersteigerten Ängste vor dem Alleinsein (ca. 2 Minuten).

Du bist nicht alleine, du hast ja mich
Nehmen Sie jetzt das Kissen, das Sie selbst als kleines Kind symbolisiert, wie ein kleines Baby auf den Arm, streicheln Sie es mit der anderen Hand. Sprechen Sie nun ruhig, tröstend und liebevoll, in Ihren eigenen Worten mit dem kleinen … (Nennen Sie sich selbst bei Ihrem Vornamen) über seine Ängste und beginnen Sie dabei jeden Satz mit der Formulierung: »Du bist nicht allein, du hast ja mich« (ca. 3 Minuten).

Du bist nicht allein, du hast ja dich

Stellen Sie sich vor, dass Sie nun schon etwas älter geworden sind, dass Ihr Verstand und Ihre Möglichkeiten, das Leben zu meistern, gewachsen sind. Nehmen Sie sich symbolisch als Kissen in beide Arme, drücken Sie es sanft gegen Ihre Brust. Machen Sie sich jetzt alle Stärken, Kräfte, Energien, Talente und Fähigkeiten bewusst, die in Ihnen stecken, und schreiben Sie sich diese auf. Behandeln Sie auch Ihre Schwäche wohlwollend. Sprechen Sie wieder ruhig tröstend und liebevoll mit sich, dem Kissen, und beginnen Sie dabei jeden Satz mit der Formulierung: »Du bist nicht allein, du hast ja dich« (ca. 3 Minuten).

Ich bin nicht allein, ich habe mich

Stehen Sie jetzt auf, nehmen Sie das Kissen liebevoll in Ihre Arme, legen Sie Ihre rechte Hand sanft streichelnd auf das Kissen und gehen Sie nun langsam im Raum umher. Spüren Sie nun zunächst, ohne zu sprechen, wie das Kissen, das Sie symbolisiert, zu Ihnen gehört, ein Teil von Ihnen ist, ein wichtiger Begleiter. Mit verschiedenen Stärken, ganz natürlichen Unzulänglichkeiten und Fähigkeiten. Sprechen Sie, während Sie gehen, ruhig tröstend und liebevoll mit sich, dem Kissen, und beginnen Sie dabei jeden Satz mit der Formulierung: »Ich bin nicht allein, ich habe mich« (ca. 3 Minuten).

Verabschiedung

Sie können nun das Kissen wieder in die Hände nehmen, sich für die Begleitung und Erkenntnisse bedanken und all die Stärken hervorheben, die Ihnen Sicherheit geben. Wenn es Ihre anschließende Situation erlauben sollte, können Sie Ihr Kissen auch noch einige Zeit mit sich herumtragen, um sich immer wieder daran zu erinnern, dass Sie selbst Ihr eigener Begleiter sind und die Quelle einer ganzen Menge möglicher Talente, die Sie zur Selbständigkeit befähigen. Und irgendwann einmal werden Sie auf das Kissen verzichten können, weil Sie dann sicher sein werden: *»Ich bin nicht allein, ich habe mich«.*

2.4 Gesundheitsfürsorge

Wie Sie ja bereits auf den vorhergehenden Seiten lesen konnten, ist es wichtig, die vier Ebenen menschlichen Erlebens in der Psychotherapie und auch bei den vorgestellten Selbsthilfemethoden zu berücksichtigen.

Auf der *Verhaltens- und körperlichen Eben* können Sie sich durch gesunde Lebensweise, Entspannung und präventives körperliches Training helfen, um damit eine gesunde Lebensbasis zu schaffen und Ihre *Angstbereitschaft zu verringern.*

Die Erfüllung Ihrer Grundbedürfnisse Ernährung, Bewegung und Sport sowie Schlaf und Entspannung sind besonders wichtig. Es ist dadurch möglich, Kontrolle über das eigene Wohlbefinden zu erhalten.

Hier zunächst einige Informationen zur Gesundheitsfürsorge:

1. *Achten Sie auf gesunde Ernährung*

Sie benötigen ausreichend Vitamine und Mineralstoffe. Es ist gut belegt, dass sich der Verzehr von Fisch, ballaststoffreicher und kohlenhydratreicher Kost (Kartoffeln, Nudeln, Brot, Müsli), ausreichend Obst und Gemüse positiv auf die Gesundheit auswirken.

Durch Hungern, Diäten, einseitige Ernährung und Krankheiten kann es zu einer zu geringen Aufnahme dieser Stoffe kommen. Eiweißdiäten können depressive Stimmungen auslösen. Dies kann sich dann ungünstig auf den Hirnstoffwechsel, die Konzentration und die Stimmungslage auswirken. Meiden Sie nach 15 Uhr koffeinhaltige Getränke und nehmen Sie nur wenig oder keinen Alkohol oder andere Genussmittel zu sich.

2. *Machen Sie regelmäßig Sport*

Bewegen Sie sich möglichst viel und machen Sie Sport (Puls für mindestens 10 Minuten zwischen 120 und 140). Sport wirkt antidepressiv, stabilisiert den Kreislauf und vermindert das Krankheitsrisiko. Sport hat eine positive Wirkung auf die Stimmung, stärkt das Selbstwertgefühl und das Wohlbefinden.

3. *Entwickeln Sie gesunde Schlafgewohnheiten*
Lassen Sie Ihre Schlafgewohnheiten auf ca. 7 bis 8 Stunden Schlaf einpendeln – bezogen auf den gesamten Tag. Achten Sie auf ein kühles und sauerstoffreiches Klima im Schlafzimmer. Gewöhnen Sie sich feste Zeiten an, die Sie möglichst auch am Wochenende einhalten (z. B. von 23 Uhr bis 7 Uhr, ohne Nickerchen tagsüber – in diesem Fall würden sich die Schlafenszeiten in der Nacht verkürzen, vgl. auch Riemann 2016).

4. *Halten Sie die Balance zwischen Stress und Entspannung*
Erkennen Sie rechtzeitig Ihre Stressoren und versuchen Sie Positives dagegenzuhalten. Da Stress krank und depressiv machen kann, ist es wichtig, sich seine Stressoren bewusst zu machen (siehe auch Stächele et al. 2020).

Um sich selbst darüber klar zu werden, ob Sie ausreichende Selbstfürsorge betreiben, empfehlen wir Ihnen, das Übungsblatt *Gesundheitsüberprüfung* auszufüllen.

Diese Übungen zeigen Ihnen, dass es hilfreich ist, auch das Positive – Ihre Gesundheit, Ihre Begabungen, Talente und *Ressourcen* – zu beachten und zu pflegen und es mindestens ebenso in den Mittelpunkt zu stellen wie Ihre Angstbewältigung. Dazu gehört auch die Stärkung Ihres Mutes, Ihres Selbstbewusstseins und Ihrer Selbstwirksamkeit. Sie sind mehr als Ihre Angst (siehe auch Rohwetter 2020)!

2.5 Übungsblatt: Gesundheitsüberprüfung

Hier können Sie Ihr persönliches Gesundheitsprofil erstellen, indem Sie die Gesamtzufriedenheit der einzelnen Bereiche ankreuzen und die Kreuze miteinander verbinden.
(0 = große Unzufriedenheit, 50 = durchschnittlich, 100 = optimale Zufriedenheit)

	0	10	20	30	40	50	60	70	80	90	100
Ernährung											
5 Mahlzeiten täglich											
Körperliche Aktivitäten											
Puls mind. 10 Min. auf 130											
Schlaf 7–8 Stunden											
täglich 1 Std. frische Luft											
Wohn-situation											
Vermeidung von Alkohol											
Vermeidung von Koffein											
Soziale Kontakte											
Positives Denken											
Sich Ziele setzen											
Arbeits-situation											
Pausen einlegen											
Sich Gutes tun											
Sich fordern und fördern											

Auswertung: Die Bereiche unter 40 sollten Sie dringend fördern. Mit Bewertungen zwischen 40 und 60 können Sie zwar durchschnittlich zufrieden sein, wenn es Ihnen jedoch gelingt, möglichst alle Bereiche so auszubauen, dass Sie zwischen 60 und 100 liegen, wird sich Ihr Wohlbefinden deutlich steigern.

Bitte schreiben Sie nun Ihre wichtigsten *Veränderungsziele* für das kommende Jahr auf:

………………………………………………………………………………

………………………………………………………………………………

2.6 Übung: Umgang mit unangenehmen Gefühlen

Wenn kleine Kinder ängstlich, aufgeregt, besorgt sind oder sich unwohl fühlen, helfen tröstende Worte der Bezugspersonen. Viele Erwachsene haben diese tröstenden Sätze der Mutter, des Vaters, der Großeltern oder anderer liebevoller Bezugspersonen als »hilfreiche Sätze« verinnerlicht, das heißt, in Kopf und Herz gespeichert. Diese Fähigkeit, tröstende Worte aus der Erinnerung abzurufen oder sie heute für sich selbst passend zu formulieren, wollen wir mit der folgenden Übung »Tröster« nutzen.

Bei dieser Übung geht es darum, einen hilfreichen Umgang mit unangenehmen Gefühlen zu erlernen und einzuüben. Sie können dabei all das, was Sie bisher über das Zusammenspiel und die Wechselwirkung von Gedanken und Gefühlen gelernt haben, nochmals ausprobieren und anwenden.

Bei dieser Übung können Sie lernen, sich mit Ihren unangenehmen Gefühlen auseinanderzusetzen, d. h., sie genauer zu erforschen, sich ihnen zu öffnen, anstatt sich zu verschließen oder vor diesen Gefühlen davonzulaufen.

Legen Sie sich nun bitte zwei Blatt Papier und Buntstifte zurecht. Auf das erste Blatt schreiben Sie im Verlauf der folgenden Übung alle angenehmen und auf das zweite Blatt alle unangenehmen Gefühle, die Sie kennen.
Richten Sie nun Ihre Aufmerksamkeit auf das im Moment vorherrschende (oder am besten erinnerte) unangenehme Gefühl.

1. Gefühlserforschung
Ich möchte Sie nun bitten, Ihre momentanen Gefühle zu erforschen, d. h. festzustellen, wie Sie sich in diesem Augenblick fühlen.
Lassen Sie sich alle Zeit, die Sie brauchen, um Namen für Ihre momentanen Gefühle zu finden. Schließen Sie dabei immer wieder die Augen, um sich noch besser in sich einzufühlen. Wenn Sie einen oder mehrere Namen für Ihre Gefühle gefunden haben, dann schreiben Sie Ihre vorherrschenden angenehmen und unangenehmen Gefühle auf die beiden Blätter.
Wenn Sie weitere Hilfe benötigen, um Ihre Gefühle benennen zu können, dann können Sie gerne das Übungsblatt *Basisgefühle* aus dem vorhergehenden Kapitel zu Hilfe nehmen.
Wir beschäftigen uns heute bewusst nur mit unangenehmen Gefühlen. Wählen Sie nun ein unangenehmes Gefühl aus, das Sie am häufigsten oder deutlichsten spüren.

2. Erforschen und Zulassen unangenehmer Gefühle
Stellen Sie sich jetzt ein bestimmtes unangenehmes Gefühl vor, das Sie selbst vielleicht als Angst, Ärger usw. bezeichnen. Erforschen Sie Ihr unangenehmes Gefühl. Suchen Sie die Stelle an Ihrem Körper, wo Sie dieses Gefühl besonders deutlich spüren ... und legen Sie dann, wenn Sie soweit sind, die rechte Hand auf diese Körperstelle. Nehmen Sie sich mindestens drei Minuten Zeit, um dieses Gefühl noch genauer kennenzulernen. Sagen Sie sich dabei Sätze wie:

- *Ich erlaube mir jetzt dieses unangenehme Gefühl, soweit es mir heute möglich ist,*
- *ich möchte es kennenlernen und erforschen,*

- *ich möchte es liebevoll behandeln und nicht bekämpfen,*
- *dieses Gefühl ist ein Teil von mir, ich akzeptiere diesen Teil,*
- *ich gestatte mir dieses unangenehme Gefühl,*
- *ich möchte dieses Gefühl als Freund behandeln und nicht als Feind,*
- *ich möchte erfahren, was es mir mitteilen möchte …*

Lassen Sie nun dieses Gefühl sich ausbreiten, geben Sie ihm Platz und Raum in Ihrem Körper, lassen Sie es größer werden, stellen Sie sich vor, welche Farben und Formen Sie mit diesem Gefühl verbinden, lassen Sie es sich ausdehnen, sich entfernen und näherkommen und vielleicht auch seine Farbe und Form verändern.

Jedes Gefühl dauert eine ganz bestimmte Zeit, wird größer und kleiner, intensiver und schwächer. Lassen Sie Ihr Gefühl größer und kleiner werden. Bekämpfen Sie es nicht und lassen Sie ihm immer mehr den Raum, den es gerade benötigt. Achten Sie auch darauf, wie sich das Zulassen dieses unangenehmen Gefühls auf die anderen Teile Ihres Körpers auswirkt.

Welche Bedeutung könnte dieses momentane Gefühl für Ihr Leben haben? Wobei ist es Ihnen behilflich? Welche Funktionen und Auswirkungen hat es?

Vielleicht können Sie sich eine oder mehrere dieser Fragen beantworten. Beobachten Sie dabei erneut, wie sich Ihr Gefühl verändert und jetzt anfühlt. Streichen Sie mit Ihrer rechten Hand liebevoll über die Stelle Ihres Körpers, an der Sie Ihr unangenehmes Gefühl jetzt besonders deutlich spüren.

3. Gefühl malen

Nun können Sie versuchen, Ihr Gefühl in Farben und Formen auf das vor Ihnen liegende Papier zu malen. Malen Sie mit Ihrer »nicht dominanten Hand«, das ist bei der Mehrzahl der Menschen die linke Hand. Es soll nämlich kein besonders schönes, sondern ein symbolisches Bild werden, und das gelingt besser, wenn wir nicht so viel Energie bereitstellen, um ein ästhetisch gelungenes Bild zu malen.

4. Trösten

Legen Sie jetzt noch einmal die Hand auf diese Gefühls-Körperstelle, streicheln Sie diese sanft und nehmen Sie die Rolle einer tröstenden Mutter, eines tröstenden Vaters oder eines tröstenden Freundes ein. Sie können dabei mit dem Satz beginnen:

»Das ist nur ein Gefühl, es bedroht dich nicht. Erlaube es dir, dieses Gefühl dazulassen, es genauer kennenzulernen, es zu erforschen …

Dabei können Sie auch folgende Formulierungen benutzen:

Unangenehme Gefühle:

- sich gestatten (statt verleugnen)
- erforschen (statt verdrängen)
- sich erlauben (nicht verbieten)
- kennenlernen (nicht vermeiden)
- akzeptieren (nicht wegschieben)
- als Begleiter behandeln (nicht als Feind)
- erfahren, was die Gefühle mir mitteilen wollen
- liebevoll behandeln (nicht bekämpfen)
- begrüßen (nicht wegschieben)
- sich ausbreiten lassen (nicht unterdrücken)
- als Teil von sich selbst behandeln (nicht beschimpfen)
- streicheln, drücken, an der Hand nehmen usw.

Wenn es Ihnen gelungen ist, sich auf diese Art und Weise mit Ihrem unangenehmen Gefühl auseinanderzusetzen und tröstend mit sich selbst zu sprechen, dann können Sie jetzt Ihre persönlichen Trostsätze aufschreiben oder auch einen Trostbrief an sich selbst schreiben, so wie Frau M., 36 Jahre.

2.7 Trostbrief einer Patientin an sich und ihre übersteigerte Angst

»*Hallo Angst, Du bist mal wieder meine Begleiterin. Ich werde versuchen, Dich heute nicht zu bekämpfen oder Dich als Feindin zu betrachten. Ich laufe Dir jetzt nicht davon, sondern erlaube mir, Dir mutig ins Gesicht zu sehen, Dich an der Hand zu nehmen und gleichzeitig mit mir beruhigend und tröstend zu sprechen:*
»Liebe Maria, lass Dich und Deine übersteigerte Angst beruhigen. Streichle ganz sanft Deine Wangen wie eine liebevolle, tröstende Mutter. Das, was Du als Angst bezeichnest, ist keine Bedrohung, nur eine Aufregung Deiner Nervenzellen. Sie werden wieder ganz allmählich zur Ruhe kommen, wenn Du Deine Füße fest auf den Boden stellst, Deine Muskeln lockerlässt und in die Hand hineinatmest, die Du auf Deinen Bauch legst. Lass die Gefühle kommen und gehen, wie Wellen, die langsam verebben.
Du hast schon so viel in Deinem Leben geschafft, es wird Dir auch dieses Mal gelingen. Richte Deine Aufmerksamkeit auf eine dieser Situationen, die Du bewältigt hast. Sprich Dir wieder Mut zu und besinne Dich darauf, welche Deiner Stärken Dir am meisten helfen. Es wird Dir auch jetzt gelingen, Dich ganz allmählich wieder zu beruhigen, Dein Gesicht glatt werden, Deine Schultern sinken zu lassen und in Deine Hand auf dem Bauch hineinzuatmen. Sieh Dich in Deiner Umgebung um, was siehst Du Schönes und Gutes? Mach jetzt 10 langsame, feste Mut-Schritte und blicke dabei auf ein positives Ziel – zunächst mit der Angst, um dann allmählich aus ihr herauszutreten. Streichle Deinen Bauch und Deine Wangen, tröste und lobe Dich selbst, dass Du es immer wieder schaffst, diese übersteigerte Angst kleiner werden zu lassen, Du wirst es auch dieses Mal schaffen!«

2.8 Ordnung in meine Ängste bringen

Nun haben Sie sich bereits mit verschiedenen Facetten von Angst und Basis-Selbsthilfemöglichkeiten beschäftigt und können wahrscheinlich Ihre Ängste und Sorgen klarer erkennen und sortieren.
Die folgende Angsthierarchie ist auch zu Beginn der verhaltenstherapeutischen Psychotherapie ein wichtiger Baustein, um die notwendigen Angstkonfrontationsübungen fachgerecht beginnen und durchführen zu können. Das genauere Vorgehen können Sie dem Kapitel über die »behandlungsbedürftigen Ängste« entnehmen.

Falls Sie sich jetzt schon die Angstkonfrontation zutrauen, empfehlen wir Ihnen, zunächst mit den leichtesten Übungen (zwischen 0 und 20) und den einfachsten Schritten zu beginnen. Nehmen Sie sich während des Übens Ihre 5 hilfreichsten Sätze zur Hilfe und wiederholen Sie jede einzelne Übung mindestens fünfmal. Nur wenn die Angst und Aufregung nachgelassen hat, machen Sie dann auf der Angsthierarchie weiter.

Übungsblatt Angsthierarchie

Stellen Sie sich vor, es gäbe eine Art Thermometer, um Angst zu messen. Vergegenwärtigen Sie sich nun bitte diejenigen Situationen, in denen Sie dieses Gefühl bisher in unterschiedlicher Stärke empfunden haben. Ordnen Sie diese Situationen dann entsprechend ihrem Stärkegrad in die entsprechenden Abschnitte der Skala ein (5 = sehr schwach / 100 = maximale Ausprägung).

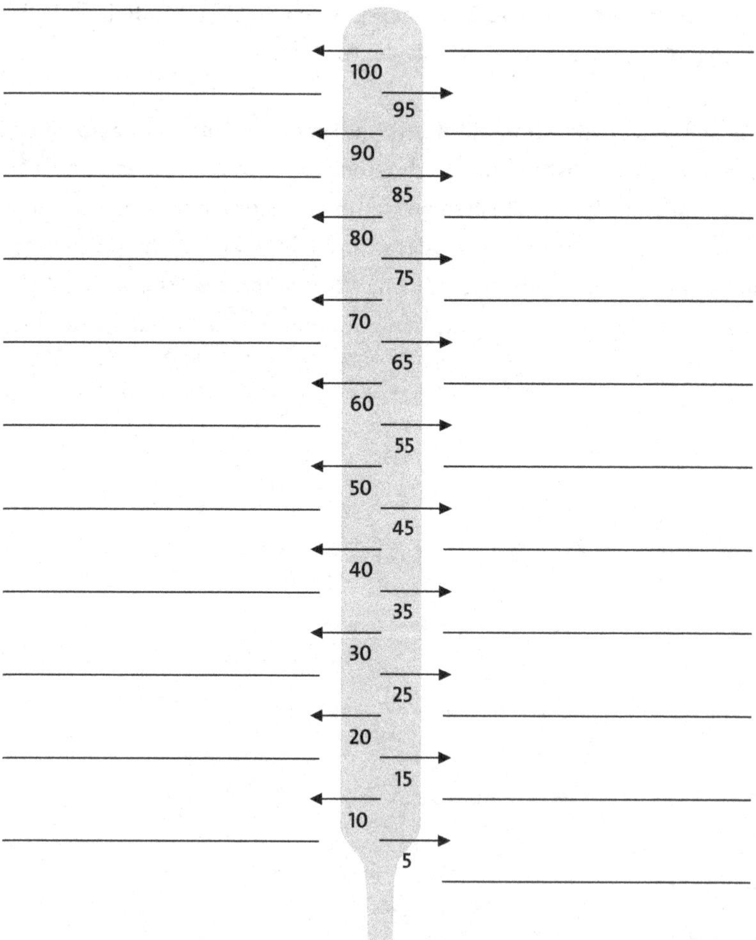

2.9 Anleitung zur Angstkonfrontation für die Hosentasche

Vielleicht haben Sie ja bisher auch schon geübt, sich Ihren Angstsituationen zu stellen (konfrontieren) und sind ein bisschen verzweifelt, dass Sie keinen durchschlagenden Erfolg hatten. Das mag möglicherweise daran liegen, dass Sie **falsche Informationen oder Einstellungen** hatten, z. B. »Augen zu und durch« oder »einmal Üben muss reichen« oder »hoffentlich ist es bald vorbei,« oder dass Sie nicht lange genug in der Situation geblieben sind, um das natürliche Nachlassen der Angst (Habituation) erleben zu können.

Sollten Ihre Ängste schon länger als ein Jahr andauern oder über einen längeren Zeitraum bereits chronifiziert sein, dann empfehlen wir Ihnen dringend, die Angstkonfrontation im Rahmen einer verhaltenstherapeutischen Psychotherapie unter Anleitung und Begleitung eines approbierten Psychotherapeuten durchzuführen.

Wenn Sie es sich zutrauen, Ihre Ängste selbst – mit den genannten Selbsthilfemethoden – anzugehen, dann wird Ihnen die folgende »Anleitung für die Hosentasche« gute Dienste erweisen können.

Die Übungen mit der Angsthierarchie zur Angstkonfrontation sind jedoch nur dann wirksam, wenn Sie diese mit der richtigen Einstellung machen (auf keinen Fall »Augen zu und durch«). Das heißt, dass Sie sich immer vor der Übung Ihre hilfreichen Gedanken aufschreiben, auswendig lernen, verinnerlichen und dann erst mit Ihrem »Spickzettel« in die jeweilige Situation gehen und möglichst so lange in der Situation bleiben, bis die Angst nachlässt. Deshalb hier nochmals eine

Übungsanleitung zur Angstkonfrontation für Ihre Hosentasche
Beginnen Sie diejenigen Situationen zu üben, die Sie als am leichtesten eingeschätzt haben (zwischen 0 und 20), indem Sie sich zunächst für jede dieser Situationen drei hilfreiche Gedanken aufschreiben und diese auswendig lernen.

Erst anschließend gehen Sie – mit Ihren hilfreichen Gedanken auf einem »Spickzettel« – in die Angstsituationen, indem Sie Folgendes üben:

1. Ich sage mir immer wieder meine **hilfreichen Gedanken.**
2. Ich bleibe solange in der Situation, bis die **Angst deutlich nachlässt.**
3. Ich bleibe auch bei kleinen Misserfolgen **fehlerfreundlich** und **wiederhole** die Übungen immer wieder.
4. Ich **lobe** mich für jeden kleinen Erfolg (»gut gemacht«, »geschafft«, »war doch gar nicht so schwierig«, »das kann ich jetzt und behalte es bei«, »Ich bin spitze, mutig ...«).
5. Ich übe die gleiche Situation so häufig, bis meine unangenehmen Gefühle und Körperreaktionen deutlich abnehmen und **behalte das Üben bei,** damit für mich die Situationen zur Selbstverständlichkeit werden!

Wir wünschen Ihnen viel Erfolg mit ausreichend Geduld beim Üben, Üben, Üben, ...!

2.10 30 kleine Sofortmaßnahmen zur Selbsthilfe

Nachdem Sie sich jetzt schon wichtiges Basiswissen zum Thema Ängste angeeignet haben, wahrscheinlich auch Ihre eigenen Ängste und das, was Ihnen persönlich weiterhelfen könnte, besser erkennen können, wissen Sie auch, dass vor allem Übungen, die auf allen vier Ebenen (Gedanken, Gefühle, Körper Verhalten) ansetzen, hilfreich sein werden.

Am Ende dieses Kapitels möchten wir Sie deshalb ermuntern, sich täglich mindestens 10 Minuten Zeit zu nehmen, um einige der folgenden Übungen zu machen. Bitte wählen Sie passende Übungen aus. Sie können der Angst entgegentreten (statt zu fliehen), indem Sie:

1. Ziele zur Angstbewältigung aufschreiben,
2. 10 Mut-Gedanken notieren,
3. den »inneren Schweinehund« überwinden,
4. einen kleinen Schritt MIT der Angst wagen,
5. auf Sicherheitsverhalten verzichten,
6. das Befürchtete tun,
7. trotz Angst noch 1 bis 5 Minuten in der Situation bleiben,
8. 100 Treppenstufen erklimmen und trotz beschleunigter Atmung durchhalten,
9. sich selbst in den Arm nehmen,
10. sich trösten und gut zureden,
11. 30 Kniebeugen machen und üben trotz Anstrengung durchhalten,
12. mutige Menschen beobachten und sie imitieren,
13. Gefühle äußern,
14. laut sprechen,
15. fest auftreten,
16. Ihre Meinung äußern,
17. häufiger ICH statt MAN aussprechen,
18. jemandem widersprechen,
19. Ihren Puls täglich für 10 Minuten auf 130 bringen, und sich das Schwitzen erlauben,
20. auf Koffein verzichten,
21. nicht hungern (damit Sie Unterzuckerzustände nicht mit Angst verwechseln),
22. sich bei einer Ausrede ertappen,
23. einen Konflikt ansprechen,
24. freundlichen Blickkontakt halten,
25. täglich einen Schritt weiter gehen,
26. sich bei »Vermeidung« ertappen,

27. sich für Erfolge loben und belohnen,
28. die Aufmerksamkeit nach außen richten und sich von unrealistischen Angstgedanken ablenken,
29. sich selbst eine kleine Übungsaufgabe stellen,
30. eine Therapiesitzung vereinbaren.

Wenn Sie mehrmals einige dieser Übungen geschafft haben, dann haben Sie bereits einige wichtige Schritte zur Angstbewältigung gemeistert.

Herzlichen Glückwunsch! Machen Sie weiter!

Bitte beachten Sie:
Wenn Sie Ihre Ängste – trotz der in Kapitel I genannten Selbsthilfemöglichkeiten – länger als ca. ein Jahr quälen sollten und Sie im Alltag stark einschränken, dann melden Sie sich bitte zunächst zur Angstdiagnostik in einer psychotherapeutischen Praxis bei einer von der Krankenkasse zugelassenen Psychotherapeutin oder bei einem psychotherapeutisch tätigen Arzt an.
Diese werden gemeinsam mit Ihnen dann prüfen, ob Ihre Ängste krankheitswertig sind und ob die Kosten für eine Psychotherapie von der Krankenkasse übernommen werden.

Teil II
Behandlungs-bedürftige Ängste: Merkmale und »Erste Hilfe«

1. Grundlagen

1.1 Antworten auf drängende Fragen

Wie erkenne ich eine Angsterkrankung?
Menschen, die unter Ängsten mit Krankheitswert leiden, verspüren bereits bei minimalen, ungefährlichen Auslösern oder auch »wie aus heiterem Himmel« eines oder mehrere der folgenden heftigen Symptome:

Angstgedanken können sein:
- Angst, die Kontrolle zu verlieren
- Angst, einen schlechten Eindruck zu hinterlassen
- Angst umzufallen, zu sterben
- Angst, verrückt zu werden

Diese Gedanken sind häufig begleitet von folgenden **Körperreaktionen:**
- Atemnot, Benommenheit, Schwindel
- Gefühl der Unsicherheit, Erstickungsgefühle
- Beschleunigte Herzfrequenz,
- Zittern, Schwitzen, Taubheitsempfindungen
- Übelkeit oder Magen–Darm-Beschwerden
- Hitzewallung oder Kälteschauer
- Schmerzen oder Unwohlsein in der Brust

Im **Gefühlsbereich** können folgende Emotionen mit Angst verbunden sein:
- Nervosität, Anspannung
- Unsicherheit, Unterlegenheit
- Scham, Peinlichkeit, Sorge usw.

Auf der **Verhaltensebene** ist die häufigste Reaktion:
- Flucht und Vermeidung
- falsche Hilfsmittel und Helfer

Wenn Ihre Symptome in den genannten Bereichen so stark ausgeprägt sind, dass sie mehrmals wöchentlich auftreten und Sie Ihren normalen Alltag nicht mehr bewältigen können, sollten Sie einen approbierten Psychotherapeuten (möglichst mit einer verhaltenstherapeutischen Ausbildung) aufsuchen. In einigen Sitzungen wird hier zunächst Ihre mögliche »Angstdiagnose« abgeklärt.

Welche Ursachen haben Angststörungen?

Selten gibt es die eine Ursache, die des Rätsels Lösung ist. Die Hintergründe, Entstehungsbedingungen und Ursachen von Ängsten werden in der Psychotherapie zunächst in einigen Anamnesesitzungen untersucht und ein möglicher Behandlungsplan wird mit Ihnen besprochen. Jede *Lebensgeschichte* verläuft anders, jeder Behandlungsplan muss auf die persönliche Situation des Patienten zugeschnitten sein. Meist wirken Faktoren aus der Kindheit, eine gewisse persönliche Angstbereitschaft, körperliche Bedingungen und aktuelle Auslöser in der heutigen Lebenssituation zusammen. Dies alles muss berücksichtigt werden, um für jeden einzelnen Patienten und jede Patientin einen ganz *persönlichen Behandlungsplan* erstellen zu können.

> **Angstzustände haben nur in den seltensten Fällen eine einzige Ursache. Das Verstehen der Ursachen und die Einsicht in die Zusammenhänge ist zwar ein wichtiger Bestandteil der Behandlung, genügt aber noch nicht, um Ängste wirksam zu behandeln.**

Sind Ängste angeboren oder erworben?

Manche Menschen sind mit einer erhöhten *Angstbereitschaft* ausgestattet, andere haben zahlreiche Ängste erlebt oder Situationen, die intensive Gefühle von Bedrohung, Hilflosigkeit oder Ausweglosigkeit über einen längeren Zeitraum hinweg ausgelöst haben. Von *Kindheit* an können ängstliche, schreiende, prügelnde Erzieher und andere angstmachende Erlebnisse bis ins *Erwachsenenalter* hinein intensive Gefühle von Angst, Bedrohung, Hilflosigkeit oder Ausweglosigkeit auslösen. Auch Missbrauchserfahrungen, Zustände von Einsamkeit und Verlas-

sensein, andere traumatische Erlebnisse usw. könnten ebenfalls Ursachen Ihrer heutigen Ängste sein.
Auch Menschen mit einem allgemein *erhöhten Erregungsniveau*, ungelösten Konflikten, körperlichen Schwäche- oder Überforderungszuständen usw. können behandlungsbedürftige Angstzustände entwickeln.

Meist handelt es sich um ein Wechselspiel zwischen einer genetischen Disposition und angstauslösenden Erlebnissen.

Gibt es auch körperliche Ursachen?

Ja, es gibt auch mögliche körperliche Ursachen. Bitte prüfen Sie deshalb auch, ob Ihre Ängste mit einer körperlichen Erkrankung im Zusammenhang stehen könnten, ob Sie klimakterisch bedingte Hitzewallungen, Stimmungseinbrüche und »Herzrasen« beunruhigen oder ob Sie gerade in einer Hunger- oder Diätphase sind. Mangelnde Nahrungszufuhr kann zu einem Unterzuckerzustand führen, der sich sehr ähnlich wie ein Angstzustand anfühlen kann. Ebenso ist es möglich, dass durch Erkrankungen mit körperlichen Schwächezuständen, Konditionsmangel, Schlafmangel, Überlastung usw. Ihre Angstschwelle niedriger wird, Sie eine schnellere Angstbereitschaft entwickeln oder Sie unter einem organisch bedingten sekundären Angstsyndrom leiden.

Es ist wichtig, dass Sie durch ärztliche Untersuchung und Selbstbeobachtungsmethoden mögliche körperliche Ursachen Ihrer Ängste ausschließen.

Wie gehe ich mit realen Gefahren um?

Eine weitere Ursache von Angststörungen kann in der *Überschätzung der Wahrscheinlichkeit möglicher Gefahren liegen.* Dabei kann es hilfreich sein, sich folgende Wahrscheinlichkeiten vor Augen zu führen:

Wahrscheinlichkeiten einiger Gefahren bezogen auf die deutsche Gesamtbevölkerung

- Hundebiss 0,03 %
- tödlicher Unfall 0,03 %
- Verletzung durch einen Autounfall 0,27 %
- Herzinfarkt 0,27 %
- Krebserkrankung 0,39 %
- Wohnungseinbruch 0,41 %
- Verkehrsunfall 2,6 %

aus: Müller-Peters,H. M. & Gatzert, N. (2020) Risikowahrnehmung, https://th-koeln.de, S. 86

Die meisten der befürchteten Ereignisse sind möglich, jedoch nicht wahrscheinlich. Vielleicht helfen Ihnen diese Zahlen, die Wahrscheinlichkeiten für Ihre persönlichen Ängste besser einzuschätzen und sich dadurch selbst zu beruhigen.

Wenn Sie einen Bericht über ein Unglück hören, das Sie ängstigt, ist es äußerst unwahrscheinlich, dass Sie umgehend ein ähnliches Unglück trifft!

Welche Rolle spielt Stress?

Überbelastung und ungesunder Stress sind der Nährboden für das Auftreten von Ängsten. Je höher die Grundbelastung ist, desto geringere Anlässe sind nötig, um Ängste auszulösen. Umso wichtiger ist es, sich seine Stressoren bewusst zu machen und gegenzusteuern.

Mögliche Stressoren

Folgende Stressauslöser und Belastungen können das Grunderregungsniveau erhöhen. Markieren und ergänzen Sie, welche auf Sie zutreffen:

- ○ Arbeiten ohne Entspannungspausen
- ○ häufiges Ja-Sagen, obwohl Sie Nein meinen
- ○ unter Zeitdruck zur Arbeit, Schule etc. fahren
- ○ mangelnde körperliche Aktivität
- ○ Schlafmangel
- ○ langes Arbeiten am Computer
- ○ Arbeitsüberlastung, unerledigte Arbeitsberge
- ○ Termindruck
- ○ Entscheidungen vor sich herschieben
- ○ familiäre Streitigkeiten
- ○ finanzielle Sorgen
- ○ Perfektionsdrang
- ○ häufige Aufregungen
- ○ zu viel Koffein, Nikotin, Hungern usw.

Wie lange kann ein Angstanfall dauern?

Die meisten Betroffenen sind erleichtert zu hören, dass bei Angstkonfrontation die Erregungskurve in der Regel nach ungefähr 20 Minuten wieder abflaut.

Wenn Sie sich nicht mit Ihrer Angst konfrontieren und angstauslösende Situationen gewöhnlich vermeiden, erreichen Sie von sich aus nie den Punkt, an dem die Angst ohnehin von alleine abfällt. Auch Befürchtungen, dass Angstzustände nicht mehr enden könnten, nehmen durch regelmäßiges Vermeiden zu.

Jede Angstkurve hat einen typischen Verlauf:
Die Angst steigt rasch an und fällt langsam wieder ab.

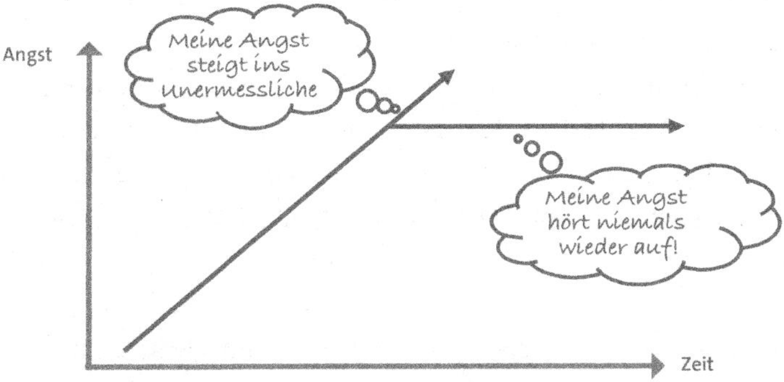

Angstkurve 1: **Fehlannahmen** von Angstpatienten, was bei Aufsuchen einer befürchteten Situation passieren könnte

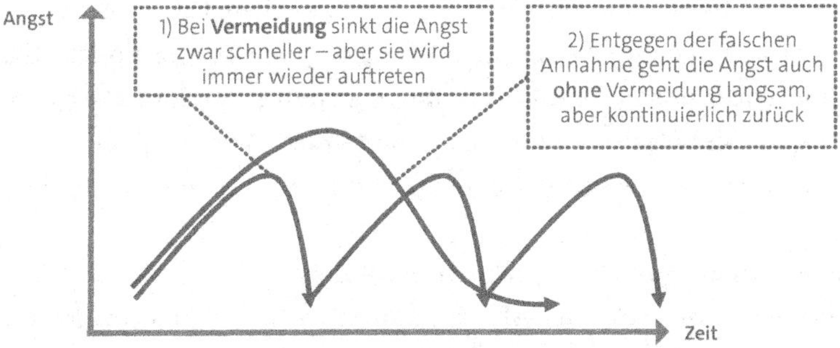

Angstkurve 2: Typischer Verlauf der Angstkurve bei 1) **Vermeidung** bzw. 2) **Verweilen** in der Angstsituation

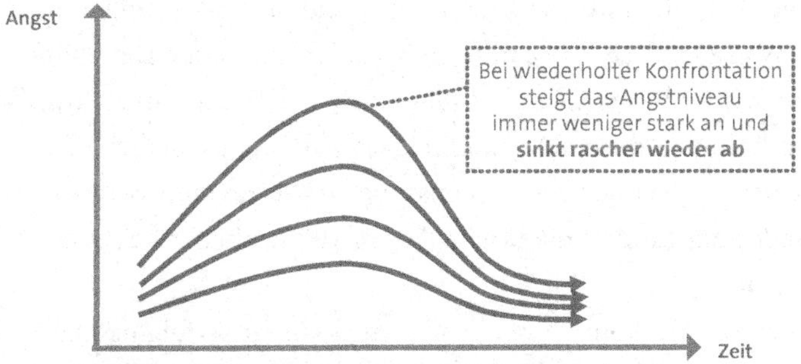

Angstkurve 3: Veränderung der Angstkurve bei **wiederholter Konfrontation**

Aus diesem Grund besteht die wirksamste Möglichkeit der Angstbehandlung darin, Vermeidungsverhalten abzubauen, die Angst zu konfrontieren und sie zu »durchleben«. Wenn Sie dies immer wieder üben, werden Sie die Erfahrung machen, dass Sie dann, wenn Sie sich lange genug mit Ihren hilfreichen Gedanken in die Angst hineinbegeben, das automatische Abnehmen der Angst (Habituation) erleben können.

Wenn Sie also lange genug in der Angstsituation bleiben, lässt die Angst allmählich nach. Damit entwickeln Sie notwendige *Selbstkontrollfähigkeiten*, das heißt das Gefühl, Ängste und damit auch Ihr Leben wieder selbst unter Kontrolle und im Griff zu haben. Dieser Mechanismus ist auf nahezu alle Ängste übertragbar. Je nach Angstinhalt sind dabei noch zusätzliche Angstbewältigungsstrategien erforderlich, zum Beispiel bei Sozialen Ängsten bestimmte Konfliktbewältigungs- und Durchsetzungsstrategien, Kommunikationsfertigkeiten.

Wie sieht eine psychologische Behandlung aus?
Hier ein Auszug aus einer sehr treffenden Behandlungsinformation für Betroffene und Angehörige von Margraf (2021):

> »Menschen, die unter Angststörungen leiden, sind gefangen in ihrer Angst. Die Therapie hilft ihnen, sich dauerhaft aus diesem Gefängnis zu befreien. Dabei gibt es eine Gemeinsamkeit von Angsttherapie und der Behandlung von starkem Übergewicht: Kurzfristig abnehmen reicht ebenso wenig wie eine nur vorübergehende Angstlinderung; es geht darum, das Erreichte langfristig zu halten.
>
> Angststörungen können mit großer Aussicht auf Erfolg psychologisch behandelt werden. Nach den geltenden Leitlinien sind sog. verhaltenstherapeutische Maßnahmen die Methode der ersten Wahl. Das genaue Vorgehen hängt vom Einzelfall ab und kann ggf. auch während der Therapie angepasst werden. Die Behandlung setzt vor allem an den Ursachen an, die das Angst-

problem aufrechterhalten. Das sind fast immer Vermeidungsverhalten (verständlich aber schädlich), falsche Bewertungen von Beschwerden und Situationen sowie fehlgeleitete Bewältigungsversuche. Darüber hinaus können anhaltende unangemessene Belastungen angegangen werden. Die wichtigste Methode zur Bewältigung des Vermeidungsverhaltens ist die Konfrontation mit angstauslösenden Situationen. Dies können sowohl äußere Situationen, Personen oder Objekte als auch innere Gedanken, Gefühle oder Körperempfindungen sein … Oft ist es hilfreich, wenn Angehörige über die Behandlung informiert und je nach Art der Störung auch einbezogen werden« (S. 127).

Muss ich unbedingt alle meine Ängste überwinden?
Nein, nicht unbedingt, wenn Sie Ihren Alltag trotz Ihrer Ängste gut bewältigen können! Wenn es z. B. keine Notwendigkeit in Ihrem Leben gibt, zu fliegen, dann müssen Sie sich auch nicht wegen einer Flugangst in Behandlung begeben. Eine Patientin hat sich sogar erst während ihrer Psychotherapie entschieden, auf das Autofahren zu verzichten – obwohl diese Angst zunächst ihr Vorstellungsgrund war. Sie hat festgestellt, dass sie ihren Alltag – sie ist 60 Jahre alt – auch mit Bus, Taxi und Fahrrad gut bewältigen kann. Eine weitere Patientin hat sich mit ihrer Angst vor Spinnen arrangiert, eine andere mit ihrer Angst vor Schlangen.

Eine Angstbehandlung ist nur dann dringend notwendig, wenn Ihre Ängste Sie im persönlichen oder beruflichen Bereich deutlich einschränken.

1.2 Das »Angstkarussell«

Muss ich das denn wirklich alles verstehen? Hauptsache, meine Angst geht weg …
So oder so ähnlich reagieren viele Patientinnen und Patienten in der ambulanten Praxis, wenn wir uns am Anfang einer Therapie dem zuwenden, was etwas trocken »Psychoedukation« heißt.

Und zu Ihrer Beruhigung: Nein! Sie müssen nicht alles verstehen. Aber dieses Kapitel kann Ihnen helfen zu verstehen,

- wo Ihre Angst herkommt und warum sie so hartnäckig ist,
- was an unbedrohlichen Vorgängen im Körper während einer Angstsituation abläuft,
- welche zahlreichen Ansatzpunkte es gibt, um aus dem Angstkarussell wieder auszusteigen.

Die nächste Übung ist inzwischen ein Klassiker in der Verhaltenstherapie (vgl. dazu Margraf & Schneider 1996). Der Teufelskreis der Angst (wir sprechen in diesem Buch auch immer wieder von Angstkarussell) erklärt Ihnen, wie aus einem harmlosen Auslöser eine massive Angstattacke werden kann – und das bei vielen verschiedenen Angsttypen. Viele Elemente der Angst, die Sie aus vorangegangenen Übungen kennen, werden Sie hier wiederfinden. In diesem Sinne: Steigen Sie ein in Ihr Angstkarussell …

Um eine Angstattacke zu erleben, brauchen Sie zunächst ein Ticket für das Angstkarussell. Es gibt dabei grundsätzlich zwei Arten von Tickets, die Sie kaufen können, und zwar in Form eines äußeren oder eines inneren Angstauslösers.
Zu den äußeren Auslösern gehören u. a.:

- Fahrt in einem Aufzug, Zug
- Publikum oder Prüfern gegenüberzustehen.

Ebenso vielfältig können die inneren Auslöser sein, also die zweite Ticketart für das Angstkarussell.
Innerlich ablaufen können:

- körperliche Empfindungen, z. B. Kribbeln in den Fingern, Beschleunigung der Atmung, …
- Gedanken, die mit der Angst zusammenhängen, z. B. sich zu wenig auf die Prüfung vorbereitet zu haben.

Über einen inneren oder äußeren Auslöser haben wir also ein Ticket besorgt. Als Nächstes müssen wir uns einen Sitzplatz suchen. Sie können sich vorstellen, dass Sie dazu erst einmal bewusst hinschauen müssen. Wo sind noch Plätze frei? Entscheide ich mich heute für einen Elefanten, den Hubschrauber oder das Polizeiauto …? Wichtig ist also das »Hinschauen« oder anders gesagt, die Wahrnehmung des Angstreizes.

- Ich *weiß*, dass ich heute Nachmittag U-Bahn fahren muss.
- Ich *sehe* im Kalender den Termin für meine mündliche Abiturprüfung.
- Ich *spüre* das Herzklopfen in meinem Brustkorb.
- Ich *höre* das Bellen des Nachbarhundes.

Damit unser Karussell jetzt noch Fahrt aufnimmt, müssen wir diese Wahrnehmung als etwas Bedrohliches bewerten. Es handelt sich in unseren Augen um eine gefährliche bzw. nicht unbeschadet zu überstehende Situation. Auf diese Bewertung reagieren wir mit einem Gefühl von Angst.
Das Angstgefühl löst in unserem Körper eine physiologische Reaktion aus, die uns auf einen möglicherweise bevorstehenden Kampf oder auf Flucht vorbereitet.

Vielleicht verlassen Sie in diesem Moment Ihr Angstkarussell, also z. B. den Aufzug, obwohl Sie noch gar nicht im gewünschten Stockwerk angekommen sind.
Möglicherweise drehen Sie aber auch noch eine Runde, in der Sie jetzt die Veränderungen auf Körperebene wahrnehmen (Zunahme der Herzfrequenz), interpretieren (»Das kann doch nicht okay sein, wenn mein Herz so schlägt! Hoffentlich kriege ich keinen Herzinfarkt!«), eine Gefühlsreaktion hinzukommt (Angst wird intensiver) und auch die Reaktion Ihres Körpers sich steigert.

1.3 Übung: Mein individuelles Angstkarussell

Versuchen Sie jetzt, Ihr persönliches Angstkarussell auszufüllen. Nehmen Sie als Grundlage die Übung »Die vier Ebenen meiner Angst«. Oder greifen Sie eine Situation der letzten Woche auf, in der Sie intensive Angst empfunden haben.

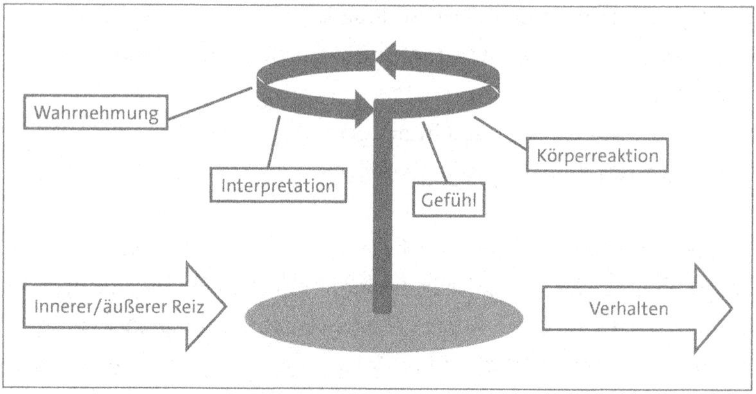

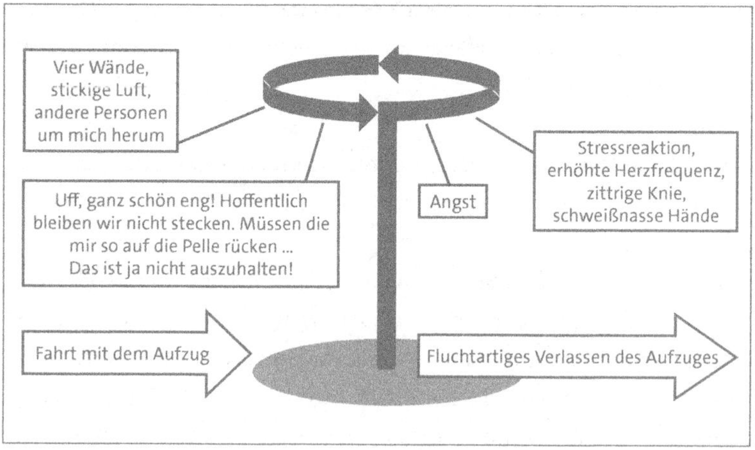

nach Margraf (1996, S. 14 und 2021, S. 120)

1.4 Übung: Die vier Ebenen meiner Angst

Wie beschrieben ist Angst mehr als ein *Gefühl.* Es gibt typische *Angstgedanken, körperliche* Angstreaktionen und unser *Verhalten* in und um Angstsituationen herum. Um Ihre persönliche Angst besser kennenzulernen, können Sie mit Hilfe dieser Übung alle vier Ebenen Ihrer Angst beschreiben.

Wie Sie in der Übung sehen, sind die vier Ebenen zwar getrennt voneinander, aber durch die Pfeile angedeutet, können sie sich gegenseitig beeinflussen. So kann beispielsweise der Gedanke »Ich werde bestimmt ohnmächtig« dazu führen, dass ich den Schwindel noch deutlicher wahrnehme, meine Unsicherheit größer wird und ich die Situation vorzeitig verlasse. Ebenso kann eine Körperwahrnehmung, z. B. ein Grummeln im Bauch, überhaupt erst einen Gedanken auslösen (»Was ist, wenn ich plötzlich zur Toilette muss?«).

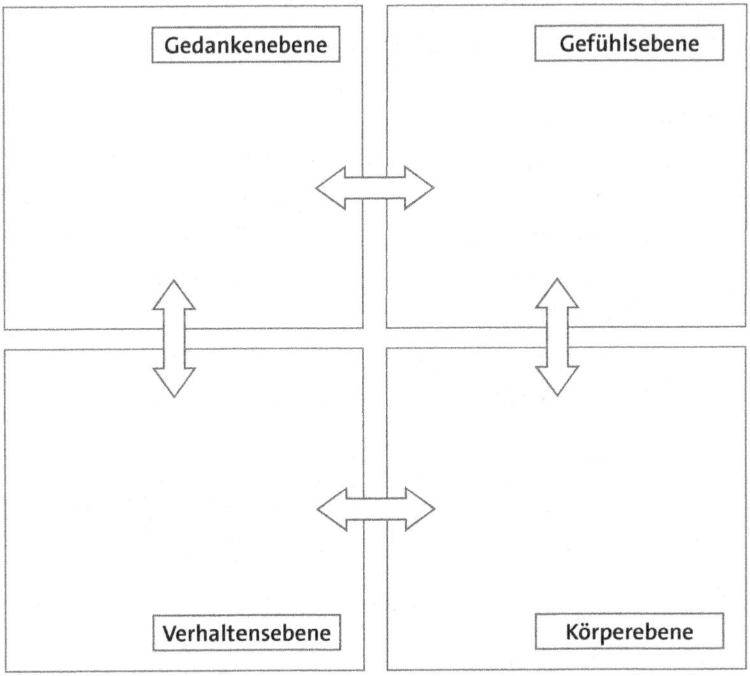

Diese Fragen geben Ihnen Anregungen, welche Information in welches der vier Felder gehört:

Körperebene

In einer Angstsituation bemerke ich folgende Körperreaktionen: Herzklopfen, Schwindel, Ohrenrauschen, Zittern, Schwitzen, trockener Mund, Druck im Kopf, Enge in der Brust, Kribbeln …

Gedankenebene

Wenn ich mich in einer Angstsituation befinde oder an diese denke, gehen mir folgende Dinge durch den Kopf: Ich werde verrückt, ich werde ohnmächtig, ich werde mich blamieren, ich kippe um, ich bin krank, ich verliere die Kontrolle, ich komme hier nicht raus, es wird etwas Furchtbares passieren …

Gefühlsebene

Mein Gefühl der Angst würde ich am ehesten beschreiben als Angst, Ohnmacht, Hilflosigkeit, Panik, Unsicherheit …

Verhaltensebene

Im Umgang mit Angstsituationen verhalte ich mich folgendermaßen:

- Vermeide ich Situationen, weil eine Angstattacke auftreten könnte (z. B. nicht mit öffentlichen Verkehrsmitteln fahren)?
- Kann ich Angstsituationen nur unter bestimmten Umständen aushalten (z. B. in Begleitung einer vertrauten Person …)?
- Verlasse ich bei den kleinsten Anzeichen von Angst die Situation (z. B. das Kino, Restaurant …)

1.5 Übung: Der Angst einen Namen geben

Angst ist ein Grundgefühl, das es weltweit über alle Zeiten und Kulturen hinweg gibt (ebenso wie beispielsweise Traurigkeit oder Glück). Sie ist aus unserem Leben also nicht wegzudenken. Die Entscheidung, ob es sich um eine Normalangst handelt oder eine behandlungsbedürftige Angst vorliegt, ist daher nicht leicht zu treffen.

Wie Sie in den vorangegangenen Kapiteln festgestellt haben, gibt es zwar nicht »die« Angst, aber doch viele Gemeinsamkeiten bezüglich der Angstprozesse, Symptome und Vermeidungsstrategien.
Was verschiedene Ängste deutlich unterscheidet, sind die Auslöser. Um Ihnen eine ungefähre Vorstellung zu geben, mit welcher Art von Angst Sie es zu tun haben, haben wir nachfolgende Übungen zusammengestellt.
Die Fragen der einzelnen Übungsabschnitte können nicht den diagnostischen Prozess ersetzen, wie er von Therapeuten und Therapeutinnen in ambulanten Praxen oder Kliniken durchgeführt wird. Hierfür sind neben der Abklärung möglicher körperlicher Ursachen auch ausführliche diagnostische Interviews beziehungsweise Fragebögen notwendig. Die Fragen der einzelnen Abschnitte orientieren sich jedoch an den Angststörungen, wie sie in der ICD-10 bzw. ab 2022 in der ICD-11, den diagnostischen Richtlinien der WHO für psychische Störungen, dargestellt werden (Dilling et al., 2016). Im Sinne der Konfrontation – es geht wieder darum, sich Ihrer Angst zu stellen und diese besser kennenzulernen – ist es außerdem hilfreich, wenn Ihre Angst einen Namen bekommt. Zudem erleichtert es Ihnen den weiteren Weg durch bzw. die Arbeit mit diesem Selbsthilfebuch.

Abschnitt 1

1	Halten Sie Ihre Angst für unangemessen stark oder langanhaltend?	JA ○	NEIN ○
2	Empfinden Sie Ihre Angst selbst oft als grundlos, übertrieben oder unvernünftig?	JA ○	NEIN ○
3	Ist die Angst in ihrer Häufigkeit und Intensität dennoch so stark, dass sie Ihr Leben beeinträchtigt? Beispielsweise indem Sie bestimmten Situationen aus dem Weg gehen müssen?	JA ○	NEIN ○
4	Empfinden Sie keine Angst, weil Sie mögliche angstauslösende Situationen komplett vermeiden, selbst wenn dies deutliche Einschränkungen Ihrer Bewegungsfreiheit oder Ihrer Lebensqualität bedeutet?	JA ○	NEIN ○
5	Empfinden Sie keine Angst, weil Sie möglicherweise angstauslösenden Situationen immer mit einem »Rettungsanker« aufsuchen (z. B. nie ohne eine Begleitperson, Notrufnummer, Handy, Medikation ...)	JA ○	NEIN ○

Sollten die genannten Merkmale nicht auf Sie zutreffen, kann es auch sein, dass Sie ein grundsätzlich eher ängstlicher Mensch sind, aber sich mit diesem Wesenszug arrangiert haben. So nehmen Sie die Angstsymptome durchaus wahr – vielleicht besonders im Vergleich mit anderen Menschen – leiden aber nicht darunter oder fühlen sich eingeschränkt. Natürlich kann es sein, dass Sie – falls Sie zur Vermeidung neigen oder stets Vorsichtsmaßnahmen ergreifen, um gar keine Angst aufkommen zu lassen – schon lange keines dieser Angstsymptome beobachtet haben. Versuchen Sie, sich zurückzuversetzen: Wie war es, als Sie sich das letzte Mal – unvorbereitet – in einer Angstsituation befanden? Oder waren es unten genannte Symptome, die Sie veranlasst haben, Ihre Angstauslöser zu vermeiden oder sich diesen nur mit »Rettungsanker« zu stellen?

Sollte eines der o. g. Kriterien auf Sie zutreffen, beantworten Sie anschließend die Fragen in Abschnitt 2.

Abschnitt 2

1	Wahrnehmung des eigenen Herzschlages, Herzklopfen, Herzrasen	JA ○	NEIN ○
2	Schweißausbrüche	JA ○	NEIN ○
3	Zittern	JA ○	NEIN ○
4	Mundtrockenheit	JA ○	NEIN ○
5	Hitzewallungen oder Kälteschauer	JA ○	NEIN ○
6	Erröten	JA ○	NEIN ○
7	Gefühllosigkeit oder Kribbeln	JA ○	NEIN ○
8	Atembeschwerden	JA ○	NEIN ○
9	Beklemmungsgefühl	JA ○	NEIN ○
10	Schmerzen oder Druck auf der Brust	JA ○	NEIN ○
11	Übelkeit oder Magenbeschwerden, Angst zu erbrechen, Harn- oder Stuhldrang	JA ○	NEIN ○
12	Schwindel, Unsicherheit, Schwäche, Benommenheit	JA ○	NEIN ○
13	Gefühl von Unwirklichkeit	JA ○	NEIN ○
14	Angst vor Kontrollverlust, »verrückt« zu werden	JA ○	NEIN ○
15	Angst zu Sterben	JA ○	NEIN ○

Sollten Sie auch diese Fragen bejaht haben, spricht bereits vieles dafür, dass Sie unter einer Angststörung leiden (mindestens eine aus den Fragen 1–4 sowie mindestens vier aus den Fragen 5–15). Das Angsterleben beeinträchtigt Sie deutlich in Ihrem Alltag – direkt durch die o. g. Symptome oder indirekt durch das Vermeidungsverhalten. Gleichzeitig ist Ihnen, zumindest in einer ruhigen Minute, völlig klar, dass die Angst übertrieben ist. Dennoch muss an diesem Punkt noch sichergestellt werden, dass es nicht andere Erklärungsmöglichkeiten gibt.

Sollten die Kriterien aus Abschnitt 1 und 2 auf Sie zutreffen, machen Sie weiter mit den Fragen aus Abschnitt 3.

Abschnitt 3

1	Können die Symptome durch eine körperliche Erkrankung erklärt werden (z. B. Störung der Schilddrüsenfunktion)?	JA ○	NEIN ○
2	Können die Symptome durch eine andere psychische Störung erklärt werden (z. B. Depression, Trauma, Schizophrenie)?	JA ○	NEIN ○
3	Sind die Symptome oder Verhaltensmuster eine Folge aktuell gültiger oder kulturell akzeptierter Anschauungen (z. B. Corona-Pandemie)?	JA ○	NEIN ○
4	Treten die Symptome nur im zeitlichen Zusammenhang mit der Einnahme oder dem Absetzen bestimmter Medikamente, Genussmittel oder Drogen auf?	JA ○	NEIN ○

Können die o. g. alterativen Erklärungsansätze ausgeschlossen werden, muss in einem abschließenden Schritt noch festgestellt werden, welche Art von Angststörung vorliegt. Die Unterscheidung richtet sich dabei im Wesentlichen nach den inneren bzw. äußeren Auslösern der Angst wie sie in Abschnitt 4 dargestellt sind.

Abschnitt 4

1	Passiert es Ihnen immer wieder, dass Sie plötzlich »aus heiterem Himmel« starke Angst empfinden, ohne dass Sie dafür einen Auslöser benennen können?	JA ○	NEIN ○
2	Vermeiden Sie im Allgemeinen Orte oder Situationen, in denen Sie auf eine größere Anzahl von Menschen treffen, bzw. suchen Sie diese nur in Begleitung auf? Beispielsweise Kaufhäuser, Kino, öffentliche Plätze, öffentliche Verkehrsmittel? Fällt es Ihnen generell schwer, sich weiter von zu Hause zu entfernen, in den Urlaub zu fahren?	JA ○	NEIN ○
3	Haben Sie Angst vor oder vermeiden Sie Situationen, in denen Sie im Mittelpunkt der Aufmerksamkeit stehen bzw. von anderen beobachtet und bewertet werden können? Beispielsweise Halten eines Vortrages, Gespräche auf einer Party, Essen in einem Restaurant?	JA ○	NEIN ○
4	Gibt es bestimmte Objekte oder Situationen, die Ihnen Angst machen? Beispielsweise bestimmte Tiere, Flugreisen, Höhe, Anblick von Blut?	JA ○	NEIN ○
5	Machen Sie sich häufig unangemessen starke Sorgen über die eigene Sicherheit bzw. die von Angehörigen? Beispielsweise in finanzieller, beruflicher, gesundheitlicher Hinsicht? Befürchten Sie, dass Ihnen oder Ihrer Familie etwas Schlimmes wie Krankheit, Unfälle oder Naturkatastrophen passieren könnten?	JA ○	NEIN ○
6	Waren Sie schon einmal der festen Überzeugung, an einer schwerwiegenden Krankheit zu leiden und konnten diese Angst trotz ärztlicher Untersuchung nicht ablegen?	JA ○	NEIN ○
7	Empfinden Sie vor Prüfungen so starke Angst, dass Sie selbst und außenstehende Personen diese als übertrieben und beeinträchtigend erleben und Sie in Ihrer Leistungsfähigkeit sowie Lebensqualität deutlich einschränkt?	JA ○	NEIN ○

1.6 Neuropsychologie der Angst

In den beiden vorangegangenen Kapiteln haben Sie Ihre Angst besser kennengelernt. Sie haben festgesellt, dass es nicht nur ein Gefühl ist, sondern Körper, Gedanken und Verhalten involviert sind. Hier wollen wir Ihnen jetzt noch einen Blick ins Detail liefern und erklären, wie die vier Ebenen der Angst mit Nervenzellen und Botenstoffen verknüpft sind.

Unser Gehirn besteht aus Milliarden von *Nervenzellen*, die Nervenzellen selbst aus einem Zellkörper und Leitungen. Über diese Leitungen sind die Nervenzellen mit anderen verknüpft und können sich untereinander austauschen. So entsteht quasi ein eng verwobener Nerventeppich. Innerhalb der Nervenzelle wird eine Information als kleiner elektrischer Impuls weitergeleitet. Zwischen den Nervenzellen springt dieser »Funke« jedoch nicht über, da die Nervenzellen sich nicht direkt berühren. Zur Kommunikation zwischen Nervenzellen muss unser Körper Botenstoffe, die sogenannten Neurotransmitter, verwenden. Die »Sender«-Nervenzelle gibt also eine Information in Form von Botenstoffen ab, die »Empfänger«-Nervenzelle liest diese Information, indem der Botenstoff an den entsprechenden Landungsdocks (Rezeptoren) in Empfang genommen wird. In der Empfänger-Nervenzelle wird die Information dann wieder elektronisch weitervermittelt. Wo es also möglich ist, nutzt unser Organismus ein Telegrammkabel und die schnelle elektrische Leitung; wo kein Telegrafendraht verlegt ist, muss die Botschaft quasi per Pferd und Reiter bis zur nächsten Telegrafenstation übermittelt werden.
Dieser Vorgang läuft schnell und milliardenfach gleichzeitig ab. Die Postreiter für die Botschaft »Angst« sind im Wesentlichen zwei Botenstoffe: *Serotonin* und *Noradrenalin*. Bei Angststörungen scheint ein Serotoninmangel vorzuliegen, während das Noradrenalin erhöht sein kann. Zusätzlich scheint das erregungshemmende GABA eine Rolle zu spielen: Es ist wahrscheinlich zu wenig oder zu wenig Bindungsstellen sind für diesen »beruhigenden« Botenstoff vorhanden.
Sind diese Botenstoffe aus dem Gleichgewicht – Achtung: Gebraucht

werden sie alle bzw. sie sind auch für die Regulation anderer Gefühle notwendig – kann es sein, dass wir

- allgemein ein erhöhtes Aufregungsniveau haben,
- auf kleinere Auslöser extreme Gefühlsreaktionen zeigen,
- länger brauchen oder es sehr schwer ist, uns nach einer emotionalen Situation zu beruhigen.

Wo genau in unserem Gehirn »passiert« denn jetzt die Angst? Angst ist ein unangenehmes, aber schon immer ein enorm wichtiges Gefühl. Angst ermöglicht es uns, auf Gefahren schnell zu reagieren und uns zu schützen (durch Flucht oder Verteidigung). Daher ist es durchaus sinnvoll, dass nicht gleich das ganze Gehirn in die Angstverarbeitung einbezogen wird.

Ohne zu sehr ins Detail zu gehen, wollen wir an dieser Stelle die am stärksten beteiligten Hirnregionen vorstellen.

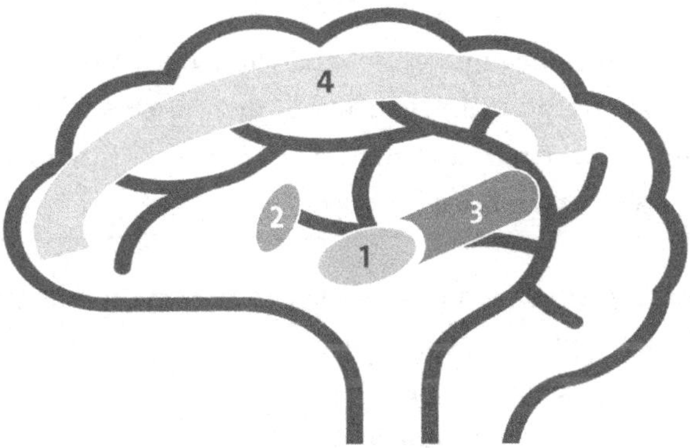

Amygdala (1): Der Reiz wird mit der Emotion »Angst« verknüpft; außerdem werden (2), (3) und (4) aktiviert.

Hypothalamus (2): Die körperliche Angstreaktion wird eingeleitet, Ausschüttung von Stresshormonen.

Hippocampus (3): Die aktuelle Angstsituation wird mit früheren Angsterfahrungen verglichen; ggf. wird dort auch die Angstsituation für die Zukunft abgespeichert.

Cortex (4): Die bewusste gedankliche Verarbeitung und Bewertung findet statt, Regulation der Gefühle.

Durch die schnelle Ausschüttung von Botenstoffen und Hormonen in unterschiedlichen Regionen wird die Angst quasi vom Gehirn an den Körper weitergereicht. So wird nun beispielsweise das autonome/vegetative Nervensystem aktiviert.

Eine ausführlichere und gut verständliche Erklärung der »Neurobiologie der Angst« finden Sie in dem Buch von Stiftung Warentest »Ängste überwinden« von Nikelewski & Rieke-Nikelewski (2016).

Das vegetative Nervensystem besteht aus zwei Elementen: dem Sympathikus und dem Parasympathikus. Bei einer Gefahr (real oder vermeintlich) wird durch Adrenalin der *Sympathikus* aktiv, d. h. u. a.

- der Blutdruck steigt,
- der Herzschlag beschleunigt sich,
- die Bronchien erweitern sich,
- die Muskeln werden besser durchblutet,
- der Schweiß bricht aus.

Die o. g. physiologischen und evolutionär sinnvollen Veränderungen nehmen wir als Körperreaktionen wahr, die typisch sind für einen Angstzustand oder eine Panikattacke: Herzrasen, Ohrenrauschen, Schwindel, Druck in der Brust …

Der *Parasympathikus* ist um das Gleichgewicht bemüht und versucht regulierend, uns wieder in einen Zustand von Ruhe und Entspannung zu bringen. Dies geschieht durch

- die Verlangsamung des Herzschlages,
- Senken des Blutdruckes,
- Nachlassen der Muskelspannung,
- Wiederaufnahme der Magendarmaktivität …

Für viele Angstpatienten ist dies ebenfalls unangenehm oder belastend wahrnehmbar als Schwäche, Erschöpfung oder Übelkeit nach einer Angstattacke.

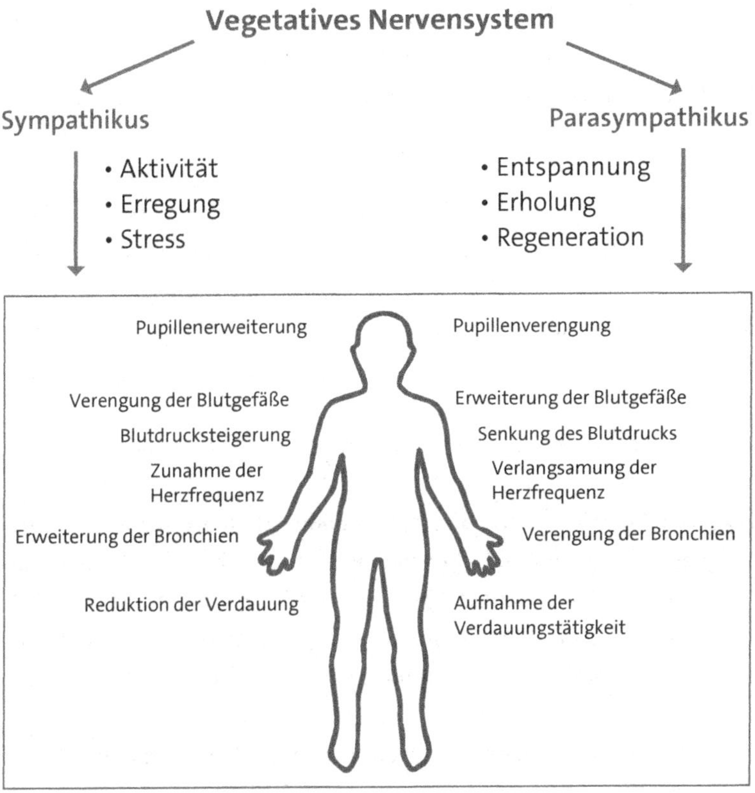

1.7 Vermeidungsverhalten und andere falsche Helfer

An dieser Stelle ein großes Lob an Sie, weil Sie es bis hierher geschafft haben. Damit meinen wir nicht, dass Sie das Buch bis auf genau diese Seite gelesen haben, sondern Sie haben die ersten Schritte Ihrer Angstbewältigung hinter sich gebracht: Sie haben Ihre Angst genau unter die Lupe genommen, haben sie von allen vier Seiten betrachtet und beschrieben, haben sich mit dem inneren und äußeren Auslöser auseinandergesetzt und alle unangenehmen Reaktionen erforscht. Wunderbar, das sind die ersten Schritte einer sogenannten Konfrontation: Sie stellen sich Ihrer Angst.

Leider ist es in der Regel so, dass Angstpatienten und -patientinnen zu falschen Helfern greifen. Dabei handelt es sich um Strategien, die zwar kurzfristig Erleichterung bringen, aber langfristig dazu führen, dass die Angst aufrechterhalten bleibt.
Was ist damit gemeint? Wenn es uns gelingt, der Angst völlig aus dem Weg zu gehen, sie so klein wie möglich zu halten oder sie bei den allerersten Anzeichen zu verhindern, geht es uns zunächst besser. Logisch, denn Angst wird von uns als unangenehm erlebt. Wir lernen zunächst diese Strategien als hilfreich kennen. Was soll daran falsch sein?

Die Strategie, der Angst nach Möglichkeit völlig aus dem Weg zu gehen, sie überhaupt an ihrer Entstehung zu hindern, heißt Vermeidung.

Habe ich Angst vor dem Fliegen, vermeide ich Flugreisen und nehme beispielsweise die Bahn. Habe ich Angst vor Kaufhäusern, bestelle ich lieber online. Bei Angst vor Spinnen oder Insekten verzichte ich auf den Campingurlaub. Und um mich beim Gespräch mit dem Bankberater nicht zu blamieren, übernimmt mein Partner die Finanzgeschäfte.

Oft geschieht diese **direkte Vermeidung** unter dem Deckmäntelchen der Vernunft und fällt deshalb lange Zeit nicht auf: *Auf Flüge zu verzichten ist viel ökologischer; das Gedränge in Kaufhäusern mag doch sowieso kaum jemand; Campingurlaub haben wir früher gemacht, jetzt können wir uns ein gutes Hotel leisten; und der Partner ist ja schließlich in finanziellen, steuerlichen und rechtlichen Dingen so viel gewandter.*

Aber was ist, wenn ich aus beruflichen Gründen fliegen muss? Wenn die beste Freundin zur Shoppingtour einlädt? Mein Partner ins Krankenhaus kommt und ich die entsprechenden Termine wahrnehmen muss?
Außerdem ist es oft so, dass sich infolge der Vermeidungsstrategie die Angst ausbreitet, also **generalisiert**. Könnte es nicht sein, dass die Panikattacke nicht nur im Kaufhaus, sondern auch im Supermarkt auftritt? Oder vielleicht beim Bäcker um die Ecke? Im gut besuchten Café?

Sollte ich da nicht vorsichtshalber zu Hause bleiben? Spinnen und Insekten kommen ja auch in Kellerräumen und Garagen vor, beim gemütlichen Sommerabendplausch auf der Terrasse oder beim Familienausflug ins Freibad. Was jetzt?

Wie ein Stein, den wir in ruhiges Wasser geworfen haben, fängt die Angst trotz oder gerade durch die Vermeidung an, Wellen zu schlagen, und die Kreise werden immer weiter!

Werden die Kreise der Angst immer größer, neigen wir dazu, zu anderen **falschen Helfern** zu greifen.
Ist es nicht möglich, einer angstauslösenden Situation vollständig aus dem Weg zu gehen, kann die betroffene Person auch auf **indirekte Vermeidung** zurückgreifen.
So fahre ich zwar mit der U-Bahn, aber nur, wenn möglichst wenig andere Personen anwesend sind oder ich in der Nähe des Fahrers Platz finde. Im Kino wird der Platz ganz außen, in Nähe der Tür gewählt. Oder Veranstaltungen werden generell nur noch in Begleitung einer Vertrauensperson aufgesucht. Häufig müssen auch Bonbons, Traubenzucker, ein Getränk, das Handy oder andere Hilfsmittel griffbereit sein. All das dient dazu, wenn ich schon die angstmachende Situation nicht vermeiden kann, trotzdem das Auftreten der Angst zu verhindern oder sie so klein wie möglich zu halten.

> **Direkte und indirekte Vermeidung führen dazu, dass betroffene Personen oft jahrelang von ihrer Angst geplagt werden, jedoch ihren Alltag weiterhin so gut meistern, dass selbst im nahen sozialen Umfeld die Angst verborgen bleibt.**

Zwei falsche Helfer seien an dieser Stelle noch erwähnt. Gerade bei Sozialen Ängsten tritt das indirekte Vermeiden oft in Form von sogenanntem Sicherheitsverhalten auf. Dabei werden im Vorfeld alle möglichen Vorsichtsmaßnahmen ergriffen, um eine befürchtete Blamage, Unsicherheit oder Schwäche zu verhindern. So werden sogar die Begrüßungssätze für die Besucher auswendig gelernt und vor dem Spiegel geübt, um ja nicht ins Stottern zu geraten; oder Schminke, ein hoher Kragen und offene Haare verhindern, dass ein eventuelles Erröten auffällt.

Insbesondere bei Krankheitsängsten und der generalisierten Angst kann auch **Rückversicherungsverhalten** auftreten. Dabei wird das Aufflammen einer Angst – kurzfristig – verhindert, indem beispielsweise Angehörige oder Ärzte wiederholt befragt oder aufgesucht werden. Handelt es sich um die Sorge oder Angst um eine andere Person, z. B. dass ein Familienmitglied verunfallt sein könnte, so kann es zu wiederholten Kontrollen etwa durch Telefonanrufe (bei der Person, Verwandten, Krankenhaus, Polizei) kommen. Auch diese schaffen eine – vorübergehende – Beruhigung.

Auch in den Familien der Betroffenen leben häufig **Unterstützerinnen und Unterstützer**, die ihrem Angehörigen in guter Absicht helfen wollen, angstauslösende Situationen zu vermeiden.

- Der Ehemann erledigt für seine Frau das Telefonieren, die Behördengänge usw.
- Die Ehefrau sagt für ihren Mann unangenehme gesellschaftliche Verabredungen ab, verleugnet ihn am Telefon usw.
- Der heranwachsende Sohn begleitet die rüstige Mutter zu jedem Einkauf, Arztbesuch usw.
- Der Vater erfindet Ausreden, um seine Tochter vor einer angstbesetzten Schulaufgabe beim Lehrer zu entschuldigen, schreibt ihr Referat usw.

So gut gemeint diese Formen der Unterstützung sind, so negativ sind häufig ihre Auswirkungen. Die Angstpatientinnen und -patienten selbst vermeiden zunehmend mehr angstauslösende Situationen und üben sich dadurch nicht mehr in lebensnotwendigen sozialen Fertigkeiten. Fatal wirkt sich dabei ein natürlicher Mechanismus aus, der darin besteht, dass diese Menschen durch Vermeidung angstauslösender Situationen eine Spannungsverminderung erleben. Dadurch glauben sie fälschlicherweise, dass ihre »innere Stimme« sie vor diesen Situationen warnen würde. Sie vermeiden schließlich immer zahlreichere Situationen. Paradoxerweise besteht die Hilfe für einen Angstpatienten darin, die Unterstützung durch die Familie und Freunde in Angstsituationen abzubauen, ebenso das Vermeidungsverhalten.

Nur durch selbständiges, nichtvermeidendes Verhalten können Sie lernen, Ihr Leben wieder selbst in die Hand zu nehmen.

1.7.1 Information: Schädliche Auswirkungen von Vermeidungsverhalten

Übungsmangel führt zu erhöhter allgemeiner Verunsicherung.

Eine Frau, die sich kaum noch aus dem Haus traut, verliert im Laufe der Zeit bestimmte notwendige Automatismen, die erforderlich wären, um den Alltag in einem gesunden Verhältnis von Anspannung und Entspannung meistern zu können. Sie hat vielleicht nicht mitbekommen, dass neue Verkehrsschilder aufgestellt oder die Fahrpreise für öffentliche Verkehrsmittel erhöht wurden. Sie ist z. B. verwirrt, dass die Fahrgäste in Bussen nicht mehr hinten einsteigen dürfen oder dass der Tante-Emma-Laden um die Ecke in einen Supermarkt umgewandelt wurde. Dies führt zu einer allgemeinen Verunsicherung und einer Erhöhung des allgemeinen Erregungsniveaus. Jeder (viel zu seltene) Gang in die Stadt und die Angst vor Neuem und Unbekanntem kann aus diesem Grund mit einem erhöhten Kraftaufwand verbunden sein. Alltagssituationen werden nicht mehr automatisch erledigt, sondern der Körper muss sich viel zu häufig auf neue Situationen einstellen und ist damit sehr viel schneller erschöpft als bei Routinehandlungen.

Vermeidung führt vermehrt zu Sozialen Ängsten.

Durch den häufigen Rückzug in den häuslichen Bereich werden meist auch die sozialen Kontakte eingeschränkt. Die Betroffenen erfinden Ausreden, plagen sich aber gleichzeitig mit einem schlechten Gewissen und finden oft nur einen Ausweg, um kurzfristig ihre unangenehmen Gefühle loszuwerden. Dieser Fluchtweg besteht oft in sozialem Rückzug. Auch hier kann schließlich der Übungsmangel zu massiven Sozialen Ängsten und im schlimmsten Fall zu einer chronischen sozialen Isolation führen.

Das eigene Leben aus der Hand zu geben, führt zu ungesunden Abhängigkeiten.

Da Angstpatienten und -patientinnen viele alltägliche Notwendigkeiten nicht mehr selbst erledigen, brauchen sie Helfer, die mit ihnen oder für sie zum Einkaufen gehen, die sie zum Arzt begleiten, die für sie ans Telefon gehen usw. Daraus entsteht sehr häufig eine krankmachende Abhängigkeit gegenüber dem Partner oder einer anderen Bezugsperson. Diese Abhängigkeit wird für beide zur Belastung. Sie kann Aggressionen, Frustrationen, sexuelle Probleme, Kommunikationsschwierigkeiten und Gefühle von Hilflosigkeit und des Ausgeliefertseins auslösen. Das Vermeidungsverhalten wird damit häufig auch zur Belastung für die Beziehung.

Eine ganz andere Abhängigkeit kann aus anfänglich angstreduzierendem, verstärktem Alkoholkonsum entstehen. Zunächst wird nur ein Gläschen zur Lösung innerer Anspannung vor Angstsituationen getrunken; daraus werden dann zwei und drei und mehr, weil das eine Glas nicht mehr ausreichend wirkt, bis schließlich der Alkohol zur Notwendigkeit wird und zu Sucht und Abhängigkeit führen kann.

Vermeidung hilft Ihnen nur ganz kurzfristig zur Spannungsreduzierung. Langfristig kann Vermeidung viele weitere Probleme nach sich ziehen.

1.7.2 Übung: Das Befürchtete tun

Sie werden sich jetzt wahrscheinlich ein bisschen wundern, dass wir Ihnen nun bei dieser Übung empfehlen und erlauben werden, genau das zu tun, was Sie immer befürchten.
Um Ihr – vielleicht schon lange eingeübtes – krankmachendes Vermeidungsverhalten schrittweise abzubauen, ist es hilfreich und in der Regel ungefährlich, Ihre Befürchtungen »auszuprobieren«. Auf diese Weise – so paradox es klingen mag – kann sich ein Teil Ihrer Angst verringern.

Gehen Sie jetzt bewusst auf die Suche nach Ihren Angstgedanken, den damit verbundenen Gefühlen und den Körperreaktionen. Stellen Sie sich nun bitte eine für Sie angstauslösende Situation vor, lassen Sie sich hierfür ein wenig persönliche Zeit und notieren Sie diese Situation.

Was könnte Ihnen – Ihrer Vermutung nach – in dieser, oder auch in anderen Situationen im allerschlimmsten Fall passieren? Was sind Ihre schlimmsten Befürchtungen?

Markieren Sie nun aus den folgenden Beispielen die für Sie zutreffenden Befürchtungen und ergänzen Sie diese dann durch Ihre eigenen.
Beispiele für Befürchtungen:

- dumm aussehen
- andere fragen müssen, was sie über mich denken
- im Mittelpunkt stehen
- laut schreien
- weinen, schluchzen
- schwindlig werden
- ohnmächtig werden, trotz körperlicher Gesundheit
- Schwächen zeigen
- in der Öffentlichkeit ein Glas umstoßen
- atemlos werden
- jemanden anschreien
- dumme Fragen stellen
- etwas Ungewöhnliches tun

- kritisiert werden
- ausgelacht werden
- stolpern und hinfallen
- über ein Thema nicht Bescheid wissen
- weitere eigene Befürchtungen:
- ……………………………………………………………………
- ……………………………………………………………………
- ……………………………………………………………………

Wählen Sie nun eine oder zwei der Befürchtungen aus und schätzen Sie das Ausmaß der Befürchtung von 0 bis 100 ein. Machen Sie nun ein Experiment und nehmen Sie sich vor, Ihre Befürchtung noch in dieser Woche in die Realität umzusetzen.
Tun Sie z. B. etwas für Sie Ungewöhnliches oder fragen Sie drei Freunde, was diese über Sie denken; oder provozieren Sie, kritisiert bzw. ausgelacht zu werden, oder stellen Sie bewusst eine dumme Frage.

Nachdem Sie die Übungen durchgeführt haben, schätzen Sie Ihre Angst nochmals ein (von 0 bis 100) und schreiben Sie sich Ihre Gedanken und Gefühle auf.
Anschließend üben Sie die Konfrontation mit zwei weiteren Befürchtungen.
Wiederholen Sie diese Übungen so häufig, bis Sie ein deutliches Absinken Ihrer Angst verspüren.

2. Soziale Phobie: Angst vor Menschen und sozialen Situationen

Bisher haben wir Sie eher mit den Grundlagen von Ängsten und Selbsthilfemöglichkeiten vertraut gemacht. In diesem zweiten Kapitel gehen wir nun etwas gründlicher auf die häufigsten Formen und Behandlungsmöglichkeiten von Angsterkrankungen ein.

Die Beschreibung der behandlungsbedürftigen »Angststörungen mit Krankheitswert« beginnen wir mit den Sozialen Ängsten. Wir stellen diese deshalb ausführlicher als die restlichen Angststörungen vor, weil sie häufig auch eine Ursache oder Begleiterscheinung anderer Angststörungen oder psychischer Erkrankungen wie Depressionen, Zwangsstörungen, Belastungsstörungen, somatoformer Störungen, Essstörungen usw. sein können.
In der Internationalen Klassifikation psychischer Störungen – abgekürzt: ICD-10, ab 2022 ICD-11 – wird ebenfalls darauf hingewiesen, dass gemeinsam mit der Sozialen Phobie auch Agoraphobie und depressive Störungen vorkommen, besonders bei Patienten, die schließlich ganz an das Haus gefesselt sind.

2.1 Erscheinungsbild

Vom Normalpsychologischen zur Sozialen Phobie mit Krankheitswert
Das phantasierte Idealbild von Selbstsicherheit ist bei vielen Menschen der perfekte, fehlerfreie, stets seinen Bedürfnissen entsprechend lebende, immer glückliche, zufriedene und bewunderte »Super-Durchsetzungsmensch«. Er ist, entsprechend den Vorstellungen vieler Menschen, stets angstfrei, erlebt nie unangenehme Gefühle, kann sich in allen Lebenslagen gut ausdrücken und auch auf jede neue Lebenssituation sofort richtig und angemessen reagieren. Er fällt nie unangenehm

auf, blamiert sich nie und zeigt keinerlei emotionale und körperliche Reaktionen, selbst wenn die soziale Situation noch so schwierig sein mag, sei es bei öffentlichen Auftritten, sei es im Kontakt mit dem anderen Geschlecht, in Konfliktsituationen, bei Prüfungen, Vorstellungsgesprächen usw.

Soziale Ängste und zahlreiche Unsicherheiten in verschiedenen unangenehmen Alltagssituationen, die unsere Selbstsicherheit beeinträchtigen, kennt jeder von uns:

Alltagsängste

- die Sorge, ob wir auch wirklich einen guten Eindruck hinterlassen,
- die Angst, sich zu blamieren,
- die Zunahme der Erregung im Umgang mit Autoritätspersonen,
- das verstärkte Herzklopfen, wenn wir vor einer Gruppe von mehreren Menschen sprechen und im Mittelpunkt der Aufmerksamkeit stehen,
- das Bemühen, von möglichst allen Menschen gemocht zu werden,
- das peinliche Gefühl, wenn uns in einer feinen Gesellschaft das Weinglas umfällt oder ein anderes Missgeschick passiert.

Der Übergang von dieser normalen und natürlichen Erregung in verschiedenen sozialen Situationen zur Diagnose Soziale Ängste bis hin zur Diagnose Selbstunsichere oder abhängige Persönlichkeitsstörung ist fließend und nimmt – wie folgende Grafik veranschaulicht – mit zunehmenden Symptomen im *Schweregrad* (von 1 bis 4) zu:

Normale Soziale Ängste
Grad 1: Niedrige Soziale Ängste + niedrige soziale Defizite
↓
Soziale Phobie
Grad 2: Hohe Soziale Angst + niedrige soziale Defizite Grad 3: Niedrige Soziale Angst + hohe soziale Defizite Grad 4. Hohe Soziale Angst + hohe soziale Defizite
↓
Ängstliche (vermeidende) Persönlichkeitsstörung **Selbstunsichere Persönlichkeitsstörung**
Andauernde Besorgtheit Minderwertigkeitsgefühle Angst vor Kritik und Ablehnung Abneigung, sich auf persönliche Kontakte einzulassen Eingeschränkter Lebensstil Vermeidung sozialer und beruflicher Aktivitäten

(nach Wlazlo 1995)

Bei vielen seelischen Erkrankungen spielen entweder in der Entstehungsgeschichte oder im Verlauf der Behandlung Soziale Ängste und soziale Defizite eine entscheidende Rolle. Daher finden sich auch in nahezu jedem verhaltenstherapeutischen Behandlungsplan in der Regel ein oder mehrere Behandlungsmethoden, die den Aufbau von Selbstsicherheit und – damit verbunden – den Abbau von Sozialen Ängsten und Defiziten beinhalten.

Obwohl die Soziale Phobie meist bereits zwischen dem 15. und 21. Lebensjahr auftritt, suchen die Betroffenen i.d.R. erst sehr viel später eine Behandlung auf.

Je früher Menschen mit Sozialer Phobie etwas gegen ihre Ängste unternehmen, desto weniger Zeit verlieren sie, sich im zwischenmenschlichen Bereich zu üben, Kontakte aufzubauen und Selbstsicherheit zu entwickeln.

Bei einem relativ hohen Prozentsatz der Betroffenen werden zunächst andere Erkrankungen diagnostiziert, die überwiegend erst als Folge der Sozialen Phobie aufgetreten sind. Dies erklärt auch, dass Patienten und Patientinnen mit unterschiedlichen Diagnosen oft einen guten therapeutischen Fortschritt nach der Teilnahme an einer Selbstsicherheitsgruppe erzielen (s. auch Görlitz 2020).

Vielleicht kommen Ihnen einige der folgenden Gedanken bekannt vor:

- »Was denken die anderen von mir?«
- »Kann ich diese Erwartungen erfüllen?«
- »Hoffentlich blamiere ich mich nicht!«
- »Ich muss mich immer so verhalten, dass mich alle mögen!«
- »In dieser feinen Gesellschaft werde ich bestimmt auffallen, falsch gekleidet sein, mich daneben benehmen …!«
- »Lieber sage ich nichts, bevor ich etwas Falsches sage!«
- »Wenn ich jetzt diesen Raum betrete, werden mich gleich alle anstarren und ich werde in den Boden versinken!«
- »Ich muss immer das tun, was von mir erwartet wird, damit andere nicht schlecht über mich reden!« Und so weiter …

Wer von uns kennt nicht den einen oder anderen dieser inneren Sätze. Leiden wir alle mehr oder weniger unter Sozialen Ängsten? Wie können wir den Übergang vom Normalpsychologischen zur Sozialen Phobie mit Krankheitswert erkennen?

2.2 Fallbeispiel

Ein Fallbeispiel aus der Praxis macht den Übergang deutlicher:

»*Eine 28-jährige Patientin, ausgesprochen damenhaft gekleidet, stark geschminkt und perfekt frisiert, betritt vorsichtig, fast auf Zehenspitzen, den Therapieraum. Auf meine Aufforderung hin, Platz zu nehmen, wählt sie statt des bequemen Therapiesessels einen zur Seite gestellten Hocker, setzt sich auf dessen Vorderkante und ist schließlich völlig verunsichert, als dieser zu kippen droht. Die Patientin entschuldigt sich für ihre Ungeschicklichkeit, für ihre angeblich zerzausten Haare und für ihre Aufgeregtheit.*
Sie fährt fort: »So ergeht es mir immer, wenn ich unter Menschen bin, vor allem in neuen Situationen. Ich kann mir noch so sehr vornehmen, ›diesmal darf dir nichts passieren‹, aber immer bin ich diejenige, die stolpert, sich beim Reden verhaspelt oder häufig, besonders im Kontakt mit mehreren Menschen, kein Wort mehr herausbringt. Ich habe ständig das Gefühl, mich lächerlich zu machen oder mich falsch zu benehmen. Ich habe immer Angst, nicht richtig gekleidet zu sein oder mich irgendwie ungeschickt zu benehmen. Besonders schlimm wird es, wenn ich in Gesellschaft ein Glas heben muss, weil dann meine Hände so stark zittern, dass ich schon den Inhalt eines halben Glases verschüttet habe, was mir fürchterlich peinlich ist. Meistens erröte ich dann sehr stark, alle schauen auf mich und ich würde am liebsten in den Erdboden versinken.
Ich besuche keine Feiern mehr, auch nicht im Betrieb, und vermeide es zunehmend, unter Menschen zu gehen oder mich in der Öffentlichkeit zu zeigen. Insbesondere im Kontakt mit Männern nimmt meine Angst deutlich zu. Mein ganzes Leben ist zu einer einzigen Anspannung geworden. Ich bin ständig mit meiner ›Angst vor der Angst‹ beschäftigt und habe mich deswegen in letzter Zeit sogar einige Male krankgemeldet.«

Dieses Beispiel veranschaulicht die wichtigsten *Unterscheidungsmerkmale* zwischen den normalpsychologischen, sozial ängstlichen Gedanken und der Sozialen Angst mit Krankheitswert:

- ein ausgeprägtes soziales *Vermeidungsverhalten*,
- eine ausgeprägte *Erwartungsangst* (die Angst vor der Angst),
- *Defizite* und Übungsmangel im Kontakt mit Menschen,
- die soziale und berufliche *Beeinträchtigung*,
- das subjektiv empfundene *Leid*.

2.3 Diagnostische Kriterien der Sozialen Phobie

Die diagnostischen Kriterien der Internationalen Klassifikation Psychischer Störungen (ICD-10 bzw. ICD-11) besagen, dass diese Störung oft in der Jugend beginnt und sich um die Angst, von anderen Menschen prüfend betrachtet zu werden, zentriert. Dies führt schließlich dazu, dass soziale Situationen vermieden werden.

> »Im Unterschied zu den meisten anderen Phobien sind soziale Phobien bei Männern und Frauen gleich häufig. Sie können klar abgegrenzt sein und beispielsweise auf Essen oder Sprechen in der Öffentlichkeit oder Treffen mit dem anderen Geschlecht beschränkt sein.
> Oder sie sind unbestimmt und treten in fast allen sozialen Situationen außerhalb des Familienkreises auf. Angst, in der Öffentlichkeit zu erbrechen, kommt vor. Direkter Augenkontakt wird in einigen Kulturen als ausgesprochen belastend empfunden. Soziale Phobien sind in der Regel mit einem niedrigen Selbstwertgefühl und der Furcht vor Kritik verbunden. Sie können sich in Beschwerden wie Erröten, Vermeiden von Blickkontakt, Händezittern, Übelkeit oder Drang zum Wasserlassen äußern. Dabei meint der Patient manchmal, dass eine dieser sekundären Manifestationen seiner Angst das primäre Problem darstellt. Die Symptome können sich bis hin zu Panikattacken verstärken. In extremen Fällen kann beträchtliches Vermeidungsverhalten schließlich zu vollständiger sozialer Isolation führen.«
> Zusammengefasst nach ICD-10/2018.

Diagnostische Kriterien

Kriterium A – Auslöser		
Empfinden Sie deutliche Angst, wenn Sie im Zentrum der Aufmerksamkeit stehen oder befürchten Sie, sich peinlich zu verhalten oder sich zu blamieren?	JA ○	NEIN ○
Vermeiden Sie Situationen, bei denen Sie im Zentrum der Aufmerksamkeit stehen, bei denen Sie sich peinlich verhalten oder sich blamieren könnten?	JA ○	NEIN ○
Ergänzung Handelt es sich beispielsweise um eine der folgenden sozialen Situationen? ○ In der Öffentlichkeit essen ○ In der Öffentlichkeit sprechen ○ Treffen mit dem anderen Geschlecht ○ Teilnahme an Gruppen (z. B. Vereine, Konferenzen, Partys ...)		
Kriterium B – Symptome		
Treten mindestens 2 der folgenden Symptome auf (mindestens eines der ersten Gruppe)? • Herzrasen, Schwitzen, Zittern, Mundtrockenheit • Atemprobleme, Beklemmungsgefühl, Druck auf der Brust, Übelkeit • Schwindel, Unwirklichkeit • Angst vor Kontrollverlust, Angst zu sterben • Hitzewallungen, Kälteschauer • Taubheit, Kribbeln	JA ○	NEIN ○
Treten darüber hinaus folgende Symptome oder die Angst davor auf? • Erröten • Erbrechen • Harndrang	JA ○	NEIN ○
Kriterium C – Bewertung / Selbsteinschätzung		
Halten Sie die Angst selbst für übertrieben und unvernünftig?	JA ○	NEIN ○
Fühlen Sie sich durch diese Ängste bzw. das Vermeidungsverhalten emotional belastet oder beeinträchtigt?	JA ○	NEIN ○

Fehlt Ihnen in manchen sozialen Situationen das »Handwerkszeug«, um sich entsprechend zu verhalten?	JA ○	NEIN ○
Kriterium D – Differenzialdiagnose		
Tritt die Angst vor allem im Zusammenhang oder bei Gedanken an die oben genannten Situationen auf?	JA ○	NEIN ○
Kriterium E – Andere Ursachen		
Gibt es andere alternative Erklärungen für die Symptome z. B. somatische, psychische Erkrankungen oder kulturell akzeptierte Standards?	JA ○	NEIN ○

Bei der Diagnose und Behandlung Sozialer Ängste wird außerdem zwischen **Angst** und **sozialen Defiziten** unterschieden, da dies wichtige Konsequenzen für den Behandlungsplan hat.

Wann sollten Sie sich um eine Psychotherapie bemühen?

- Falls Sie regelmäßig erröten, zittern, schwitzen usw., wenn Sie den Blicken anderer Menschen ausgesetzt sind,
- sich sehr häufig nach der vermuteten Erwartung anderer Menschen richten und kaum nach Ihren eigenen Bedürfnissen,
- Gesellschaft fremder oder bekannter Personen (außer naher Angehöriger) vermeiden,
- nur perfekt makellos gekleidet unter Menschen gehen können,
- nur mit Hilfsmitteln, wie Alkohol und Beruhigungsmitteln, aus dem Haus gehen können,
- in vielen alltäglichen Situationen nicht wissen, wie Sie sich verhalten sollen,
- zunehmend mehr soziale Situationen vermeiden,
- Ihr Bekanntenkreis immer kleiner wird,
- Sie kaum mehr an sozialen Aktivitäten teilnehmen.

2.4 Behandlungsziele und Methoden in der Verhaltenstherapie bei Sozialen Ängsten

Soziale Ängste, Selbstwert- und Selbstsicherheitsstörungen treten isoliert und auch bei vielen seelischen Erkrankungen als Begleit- oder Folgesymptomatik auf. Daher existieren zum Thema »Soziale Ängste und Defizite« zahlreiche Untersuchungen und wissenschaftlich nachgewiesene wirksame Behandlungsmethoden.

Jede Psychotherapie ist jedoch ganz individuell auf den einzelnen Menschen, seine Persönlichkeit, seine besonderen Stärken, Fähigkeiten, Defizite und seine Lebensgeschichte zugeschnitten.

> **Die beiden wesentlichen verhaltenstherapeutischen Bausteine in der Behandlung Sozialer Ängste bestehen sowohl aus:**
> **Methoden zur Angstreduktion als auch**
> **Methoden zur Aneignung sozialer Fertigkeiten.**

Außerdem gibt es in der verhaltenstherapeutischen Psychotherapie bewährte Methoden, die wissenschaftlich überprüft sind und die nahezu in jeder Behandlung Sozialer Phobien eingesetzt werden.
Die wichtigsten **Therapieziele** bestehen in:

- **dem Aufbau hilfreicher, lösungsorientierter Gedanken,**
- **der Förderung von Ausdrucksverhalten** (Gefühle, Mimik, Gestik, Stimme, Blickkontakt usw.),
- **Verbesserung der Kommunikation** (z. B. Gebrauch der Ich-Form, partnerschaftlich statt unterwürfig),
- **Umgang mit Kritik und Lob** (Äußern und Annehmen),
- **Abbau von Vermeidungsverhalten** (z. B. Aufsuchen sozialer Situationen),
- **Einüben sozialer Fertigkeiten und Erlernen neuer Verhaltensweisen** (z. B. Wünsche und Bedürfnisse äußern, Nein sagen)
- **Kontaktaufbau und Kontaktpflege** (Umgang mit Menschen und Gruppen),

- **Umgang mit der Angst und Angstkonfrontation** (z. B. Aufregung ansprechen statt hilfloser Verbergungsversuche),
- **Übernahme von Selbstverantwortung** (z. B. Eigeninitiative entwickeln),
- **Aufbau adäquater sozialer Wahrnehmung** (z. B. Stärken, Schwächen, Unsicherheit anderer Menschen wahrnehmen),
- **Umgang mit unangenehmen Körperempfindungen** (richtige Zuordnung der Beschwerden und Entspannungstraining),
- **Bewältigung angstbesetzter lebensgeschichtlicher Ereignisse** (Traumabehandlung bei Bedarf)

Der Abbau des Vermeidungsverhaltens durch Konfrontation mit den angstauslösenden Situationen in Kombination mit kognitiver Verhaltenstherapie hat sich – auch bei Sozialen Ängsten – wissenschaftlich nachgewiesen als die beste Behandlungsmöglichkeit erwiesen.

Am Anfang einer psychotherapeutischen Behandlung steht immer die Diagnostik. Bei Sozialen Ängsten sind – neben einem umfangreichen Fragebogen zum Lebenslauf und anderer basisdiagnostischer Fragebögen – auch spezifische Fragebögen nützlich. Den folgenden »Kurztest Sozialangst« und den Bogen zu »Selbstsicherheitssituationen« können Sie gleich jetzt in diesem Buch ausfüllen.

Kurztest Sozialangst

Wie groß ist Ihre Angst vor anderen?

Dieser Kurztest liefert Anhaltspunkte (keine Diagnose!) dafür, ob Ihre Schüchternheit oder Ihre Sozialen Ängste überdurchschnittlich groß sind.

Frage 1: Angst und Vermeidung

Wie sehr fürchten oder vermeiden Sie folgende Situationen? Bitte schätzen Sie das Ausmaß der Angst und der Vermeidung getrennt ein.

0 = keine Angst / keine Vermeidung; 1 = leichte Angst / seltene Vermeidung; 2 = mittlere Angst / manchmal Vermeidung; 3 = starke Angst / häufige Vermeidung; 4 = extreme Angst / ständige Vermeidung

Sprechen in der Öffentlichkeit oder vor anderen	Angst 1–4	Vermeidung 1–4
Mit Autoritäten zu sprechen		
Beschämt oder gedemütigt zu werden		
Kritisiert zu werden		
Versammlungen		
Bei etwas beobachtet zu werden		

Frage 2: Physiologie

Wenn Sie sich in einer Situation befinden, in der Sie Kontakt mit anderen Menschen haben (oder wenn Sie sich eine solche Situation vorstellen), welche der folgenden Symptome nehmen Sie wie stark wahr?

0 = gar nicht; 1 = leicht; 2 = mittel; 3 = stark; 4 = extrem

Erröten	Angst 1–4	Vermeidung 1–4
Herzklopfen		
Schwitzen		
Zittern		

Ermitteln Sie nun die Gesamtwerte der Rubriken »Angst«, »Vermeidung« und »Physiologie« und zählen Sie diese Werte zusammen:
Angst ... + Vermeidung ... + Physiologie ... = Gesamtwert ...

Aus: John R. Marschall: Social Phobia. New York 1994 – Auswertung siehe am Ende des Buches.

Fragebogen: Selbstsicherheits-Situationen

1	Sie befinden sich in einer Warteschlange und bitten eine vor Ihnen stehende Person, Sie vorzulassen.	0 ... 50 ... 100
2	Sie beschweren sich in einem Restaurant über ein Gericht, mit dem Sie nicht zufrieden sind.	0 ... 50 ... 100
3	Sie tauschen ein Kleidungsstück um, das Sie einige Tage vorher gekauft haben und an dem Sie einen Fehler entdeckt haben.	0 ... 50 ... 100
4	Sie kommen zu spät zu einer Versammlung und gehen durch den ganzen Saal zu einem vorderen Platz, den Sie nur erreichen, indem Sie die Aufmerksamkeit der Zuhörer auf sich lenken.	0 ... 50 ... 100
5	Ein Verkäufer hat sich sehr viel Mühe gemacht, Ihnen eine Ware zu zeigen, die Ihnen jedoch nicht ganz gefällt, und Sie verabschieden sich mit den Worten: »Leider habe ich noch nicht das Richtige gefunden. Ich möchte mich gerne noch in einem anderen Geschäft umsehen.«	0 ... 50 ... 100
6	Sie sitzen in der Straßenbahn und beginnen ein Gespräch mit Ihrer Nachbarin oder Ihrem Nachbarn über die Vorteile öffentlicher Verkehrsmittel.	0 ... 50 ... 100
7	Sie geben in der Zeitung eine Bekanntschaftsannonce auf, um einen gleichgeschlechtlichen Partner für Freizeitaktivitäten zu suchen, und treffen sich mit ihm / ihr in einem Café.	0 ... 50 ... 100
8	In einer Gruppe vertritt ein Gruppenmitglied sehr stark seine Meinung und Sie widersprechen.	0 ... 50 ... 100
9	Sie machen einem Bekannten ein Kompliment.	0 ... 50 ... 100
10	Sie sagen einem Familienmitglied etwas, das Sie schon lange stört, Sie sich jedoch bisher nicht zu sagen trauten.	0 ... 50 ... 100
11	Sie lehnen es ab, einen Vertreter an der Tür anzuhören.	0 ... 50 ... 100

12	Sie erröten, schwitzen, zittern ... und sprechen mit Ihrem Gegenüber über die damit verbundenen Gefühle, wie z. B.: »Ich bin jetzt ganz aufgeregt ...«	0 . . . 50 . . . 100
13	Sie befinden sich mit Bekannten in einem Restaurant und lehnen es ab, Alkohol zu trinken, obwohl diese versuchen, Sie zu überreden.	0 . . . 50 . . . 100
14	Sie schützen sich vor Angriffen, indem Sie Ihr Gegenüber mit den Worten laut und deutlich unterbrechen: »Ich möchte nicht, dass du so mit mir redest.«	0 . . . 50 . . . 100
15	Sie brechen ein zu ausgiebiges Telefongespräch mit den Worten ab: »Sei mir bitte nicht böse, ich habe jetzt leider keine Zeit mehr, noch länger zu telefonieren.«	0 . . . 50 . . . 100
16	Sie sagen zu Vater/Mutter/Partner: »Ich bin erwachsen und ich wünsche, dass du mich auch so behandelst.«	0 . . . 50 . . . 100
17	Sie setzen sich in ein Lokal zu einem Fremden an den Tisch und beginnen ein Gespräch.	0 . . . 50 . . . 100
18		0 . . . 50 . . . 100
19		0 . . . 50 . . . 100
20		0 . . . 50 . . . 100

Bitte streichen Sie zwei bis drei Situationen an, die Sie in Ihrem Alltag üben und bewältigen wollen. Ergänzen Sie einige Situationen aus Ihrem persönlichen Alltag.

2.5 Möglicher Behandlungsplan einer Verhaltenstherapie bei Sozialen Ängsten

Nachdem, wie schon erwähnt, Soziale Ängste auch bei vielen anderen Störungen eine Rolle spielen, stellen wir Ihnen hierzu einen etwas ausführlicheren exemplarischen Behandlungsplan vor. Einzelne Methoden und Bausteine können sich auch in den Behandlungsplänen für die übrigen Angststörungen wiederfinden.
Am Ende dieses Abschnittes stellen wir Ihnen dann zu den folgenden Bereichen Arbeits- und Übungsmaterialien vor, die sich auch als Selbsthilfemethoden eignen.

1. Führen von *Selbstkontroll- und Selbstbeobachtungsbögen* bezüglich der Symptomatik und den damit verbundenen Auslöse-Bedingungen, Konsequenzen und Funktionen (z. B. in welcher Situation trat Angst auf, wie habe ich mich verhalten, wie hat die Umgebung sich verhalten, welche körperlichen Reaktionen habe ich verspürt, welche Gedanken, Gefühle und Verhaltensweisen standen damit in Zusammenhang, wie war mein allgemeines Erregungsniveau an diesem Tag (0–100)?) sowie die Beobachtung weiterer Einflussfaktoren wie Ernährung, Entspannung, Schlaf, Belastung usw. (siehe Übungsblatt *Verhaltensbeobachtung Selbstsicherheit*).

2. Analyse und *Aufbau sozialer Fertigkeiten*, auch durch Modellverhalten des Therapeuten in entsprechenden In-vivo-Situationen (siehe Übungsblätter *Sympathie gewinnen* und *Small Talk*).

3. Durchführung von *Rollenspielen* zu angstauslösenden Situationen (siehe Übungsblatt *Gespräche beginnen*), sowohl bezüglich lebensgeschichtlich bedingter als auch aktueller Konfliktsituationen; soweit möglich mit Video-Rückmeldung. Die Rollenspiele mit imaginierten lebenden oder auch verstorbenen primären Bezugspersonen geben Aufschluss über die heute noch wirksamen verinnerlichten Elternanweisungen (z. B.: »Du bist nichts wert«) und kognitiven

Lernprogramme der Betroffenen (z. B.: »Ich kann nichts«) (siehe Übungsblatt *Erziehersätze*).

4. Übungen zur *Reizkonfrontation*. Diese Übungen werden anhand der Angsthierarchie gemeinsam besprochen, durch therapeutische Rollenspiele vorbereitet und in der natürlichen Umgebung (Einkaufen, Restaurant, Behördengang usw.) mit Therapeuten, oder auch in Eigeninitiative, durchgeführt (siehe Übungsblatt *Selbstsicherheitsübungen*).

5. Gemeinsames Erarbeiten eines *realistischen Konzepts von Selbstsicherheit, Authentizität und sozialer Sensibilität* auch im Sinne eines notwendigen Kompromisses zwischen dem Durchsetzungswunsch eigener Bedürfnisse und der Wahrnehmung der sozialen Verantwortung. Dies ist häufig ein Balanceakt im Spannungsfeld zwischen Anpassung an gesellschaftliche Normen und Selbstverwirklichung.

6. Anwendung *hilfreicher Selbstinstruktionen*. Statt »Hoffentlich bin ich jetzt nicht aufgeregt, unsicher usw.« werden gemeinsam mit den Betroffenen »gegenteilige«, hilfreiche innere Sätze und Überzeugungen erarbeitet, wie z. B.: »Ich erlaube mir meine Aufregung, ich will die Erregung zulassen, spüren, den Verlauf genauer kennenlernen, ich gestatte mir das Schwitzen, Zittern, Erröten als meine persönliche Form der Erregung in dieser für mich schwierigen sozialen Situation usw. (siehe Übungsblatt *Kognitive Angstbewältigung*).

7. Durchführung einer oder mehrerer Methoden zur *Angstbewältigung* je nach Möglichkeit der Patientin / des Patienten und der Symptomzusammenhänge (z. B. kognitive Angstbewältigung, Selbstsicherheitstraining, Entspannungs- und Achtsamkeitsübungen).

8. *Ressourcenmobilisierung*: Erforschung und Erweiterung persönlicher Stärken und Fähigkeiten (siehe Übungsblatt *Ressourcenerforschung*).

9. Einübung selbständiger Handlungen und Gestaltung einer erwachsenen Beziehung zu primären Bezugspersonen und Partnern (Förderung der *Autonomieentwicklung*). Nachdem bei vielen Betroffenen auch keine altersentsprechende Beziehung zu primären Bezugspersonen besteht und deren angstinduzierende Anweisungen oft heute noch das Verhalten des erwachsenen Patienten bestimmen, sind *lösungsorientierte Rollenspiele* zu dieser Thematik besonders hilfreich und wichtig. Die jeweiligen Themen und Methoden werden dabei den ganz persönlichen Bedürfnissen und Notwendigkeiten angepasst.

10. *Die hilfreiche Seite beachten:* Auch Soziale Ängste haben manchmal eine positive oder hilfreiche Seite. Viele schüchterne Patientinnen und Patienten berichten, dass sie ihre Sozialen Ängste aufgrund folgender *positiver Aspekte* auch mögen (hinter denen Sie sich jedoch nicht verstecken sollten).
    - Anonymität und Schutz,
    - Gelegenheit, sich zurückzuziehen und zu beobachten,
    - Erleben verstärkter Hilfsbereitschaft,
    - Vermeidung von zwischenmenschlichen Konflikten.
    - Außerdem genießen sie die positive gesellschaftliche Bewertung der damit einhergehenden Eigenschaften wie Zurückhaltung, Anspruchslosigkeit, Bescheidenheit.

2.6 Therapie- und Selbsthilfe-Übungsmaterialien

In der Verhaltenstherapie kommen die Patienten und Patientinnen durch schriftliche Selbstbeobachtung und möglichst tägliches Üben relativ rasch an ihr Ziel, »angstfreier leben zu können«. Bereits nach einem halben bis einem Jahr (je nach Dauer und Umfang der Ängste) kann dadurch eine deutliche Besserung erzielt werden.

Die folgenden Therapiematerialien stellen eine methodische Auswahl der in einer verhaltenstherapeutisch orientierten Psychotherapie verwendeten Materialien dar. Wir haben für Sie diejenigen ausgewählt, die Sie, liebe Leser und Leserinnen – im Sinne von Selbsthilfe – auch selbst ausprobieren können.

Bei der Behandlung Sozialer Ängste hat sich Folgendes bewährt:

1. Durch die *Verhaltensbeobachtung* Ihrer »Selbstsicherheit« schulen Sie zunächst Ihren Blick für Ihre Stärken und Schwächen im Kontakt.
2. Das Übungsblatt *Sympathie gewinnen*, kann Sie unterstützen, verstärkt »Sympathie-Signale« zu senden und sich dadurch Kontakte zu erleichtern.
3. Die Anregungen zum *»Small Talk«* können Ihnen helfen, Gespräche zu beginnen und aufrechtzuerhalten.
4. Die *Erziehersätze* schulen Sie in der Unterscheidung zwischen nützlichen und schädlichen Kognitionen (Angstgedanken und Hilfreichen Gedanken),
5. Mit den *Selbstsicherheitsübungen* können Sie Ihren Mut im Umgang mit der Angst üben.
6. Die Beispiele der *Kognitiven Angstbewältigung* werden Sie – mit Hilfe der *Zwei-Spalten-Technik* – im Finden von hilfreichen Gedanken unterstützen.
7. Das Übungsblatt *Ressourcen erforschen* wird Ihnen helfen, Ihr Selbstbewusstsein zu stärken und damit auch wieder mutiger mit der Bewältigung Ihrer Angst umgehen zu können.

Schulen Sie nun zunächst Ihren Blick für *Selbstsicherheitsmerkmale*, indem Sie in das folgende Übungsblatt für drei Personen Ihrer Wahl von 0 (wenig ausgeprägt) bis 100 (sehr deutlich ausgeprägt) entsprechende Werte eintragen. Anschließend kreuzen Sie auf Seite 105 für sich an, welche Sympathiesignale Sie selbst gewöhnlich im Kontakt mit anderen Menschen senden.

2.6.1 Übung: Verhaltensbeobachtung Selbstsicherheit

Selbstsicherheitsmerkmale	1	2	3
1. Blickkontakt Vermeidung – Augenkontakt 0 —— 50 —— 100			
2. Stimme leise – laut und deutlich 0 —— 50 —— 100			
3. Ich-Form unpersönlich »man« – persönlich »ich« 0 —— 50 —— 100			
4. Mimik–Gestik Vermeidung – Augenkontakt 0 —— 50 —— 100			
5. Gesamteindruck abwesend – einladend 0 —— 50 —— 100			
6. Echtheit unecht – echt 0 —— 50 —— 100			
7. Selbstsicherheit unsicher – selbstsicher 0 —— 50 —— 100			

2.6.2 Sympathie gewinnen

Sympathiesignale	**Ablehnungssignale**
Äußere Merkmale	*Äußere Merkmale*
○ freundliches Lächeln	○ grimmiger Gesichtsausdruck
○ nach vorne beugen	○ sich zurücksetzen
○ Kopfnicken	○ Kopfschütteln
Äußerungen	*Äußerungen*
○ ja, mhm, genau, aha …	○ nein, aber, ach was, auf keinen Fall
○ das interessiert mich	○ das weiß ich besser als du
○ das ist richtig	○ das ist ganz anders, falsch, Schmarrn
○ ich möchte gerne mehr erfahren	○ das interessiert mich nicht
○ du machst mich neugierig	○ was du schon wieder hast
○ dein Gedankengang interessiert mich	○ ich denke ganz anders
○ wir probieren es einfach gemeinsam	○ das mache ich auf keinen Fall mit
Beziehungsgestaltung	*Beziehungsgestaltung*
○ sich Zeit nehmen	○ in Eile sein
○ beziehungsfördernde Kritik, konstruktiv	○ verletzende Kritik, destruktiv
○ dosiert von sich erzählen	○ ausschließlich von sich erzählen
○ Fragen stellen	○ keine Fragen stellen
○ den anderen ebenso wichtig nehmen wie sich selbst	○ sich selbst in den Mittelpunkt stellen

2.6.3 Übung: Small Talk

Vielleicht kennen Sie auch die Angst, dass Ihnen bei Fremden oder auch bei Bekannten der Gesprächsstoff ausgehen könnte. Ein kleiner Tipp: Bereiten Sie sich vor und suchen Sie sich bereits vor dem Treffen einige der u. g. Fragen aus!

Mit folgenden »Aufwärmfragen«, welche Sie – passend zu Ihrem Gesprächspartner – auswählen können, ergeben sich meist weitere, oft auch wertvolle Themen, vor allem dann, wenn Sie nach der Beantwortung der Frage gleich Ihre eigene Haltung zu dem Thema äußern:

1. Sind Sie auch häufiger hier? (Beispiel zur möglichen eigenen Haltung: Ich komme jeden Montag.)
2. Genießen Sie auch die Sonne? (Bei Sonne zieht es mich immer gleich nach draußen.)
3. Haben Sie heute schon Nachrichten gehört? (Ich bin ganz verwundert über das Verhalten des Gesundheitsministers.)
4. Was machen Sie im Urlaub? (Ich mache sehr gerne Fahrradtouren und war schon mit dem Rad in …)
5. Mögen Sie Haustiere?
6. Was sagen Sie zu den mangelnden Schulsanierungen?
7. Kennen Sie den Film …?
8. Welches Restaurant können Sie mir empfehlen?
9. Kochen Sie gerne?
10. Lesen Sie die Heimatzeitung?
11. Welches Buch könnten Sie mir empfehlen?
12. Fährst du lieber mit dem Auto oder mit dem Fahrrad zur Arbeit?
13. Was isst du besonders gerne?
14. Was liest du gerne?
15. Wie sind deine Arbeitszeiten?
16. Gehst du gerne spazieren?
17. Was ist dein größtes Talent?
18. Gehst du gerne ins Kino / Theater / in Ausstellungen?
19. Was ist deine Lieblingsbeschäftigung am Wochenende?
20. Was sagst du zu den aktuellen politischen Entwicklungen?

21. Fährst du gerne in den Urlaub?
22. Siehst du dir gerne Fußballspiele an?
23. Könnten Sie mir einen guten Friseur empfehlen?
24. Eigene Fragen:
25. ....

2.6.4 Übung: Erziehersätze

Die verinnerlichten Sätze unserer Erzieherinnen und Erzieher (Eltern, Lehrer etc.) prägen unser Selbstbewusstsein und geben uns ein Gerüst für unsere Lebensgestaltung als Erwachsene. Manche Sätze erleben wir als unterstützend und hilfreich, selbst dann, wenn sie zunächst vielleicht als Kritik erlebt wurden. Andere erleben wir als belastend und hinderlich. Viele dieser Sätze können auch Ängste erzeugen.
Bitte streichen Sie die folgenden Sätze, die Sie früher häufiger gehört haben, an und ergänzen Sie aus Ihrer Erinnerung die Sätze aus Ihrer persönlichen Lebensgeschichte. Markieren Sie anschließend diejenigen Sätze, die heute noch für Sie hilfreich sind (+) und die hinderlichen Sätze (–), von denen Sie sich verabschieden wollen.

1. Solange du deine Füße unter meinen Tisch stellst, wird gemacht, was ich sage!
2. Das ist alles halb so schlimm!
3. Sei nicht so frech und vorlaut!
4. Komm zu mir, wenn du mich brauchst, ich helfe dir!
5. Du bist meine große Stütze!
6. Was gibt es denn bei dir schon zu loben?
7. Ich kann dich gut verstehen!
8. Rede erst dann, wenn du gefragt bist!
9. Was ist deine Meinung zu dem Thema?
10. Wer bist du denn schon?
11. Ich will wirklich nur dein Bestes!
12. Was würdest du denn ohne mich machen?
13. Du weißt am besten, was dir guttut!
14. Sei still, sonst tut mein Herz weh!

15. Wenn wir alle zusammen helfen, geht es schneller!
16. Du bist schuld, dass es mir nicht gut geht!
17. Wie oft muss ich dir denn noch das Gleiche sagen?
18. Schlaf erst mal eine Nacht, morgen sieht die Welt wieder viel rosiger aus!
19. Wie willst du das denn überhaupt schaffen?
20. Komm her und lass dich trösten!
21. Was denken nur die anderen Leute von dir!
22. Du bist fleißig / hübsch / lieb!
23. Du bist faul / dumm / frech!
24. Du kapierst überhaupt nichts!
25. Wie du das nur alles schaffst!
26. Du bist zu dumm zum Leben und zum Sterben!
27. Ich bin stolz auf dich!
28. Du bist mein Ebenbild!
29. Bilde dir bloß nichts auf deine gescheiten Reden ein!
30. Hoffentlich bleibst du noch ganz lange bei mir!
31. Schau dir mal die anderen an, die kann man wenigstens zu etwas gebrauchen!
32. Es ist egal, was die anderen denken!
33. Du bringst mich noch ins Grab!
34. Hauptsache, du fühlst dich wohl!
35. Du wirst schon sehen, was passiert!
36. Morgen ist auch noch ein Tag!
37. Ohne mich wärst du unfähig zum Leben!
38. Ich vertraue dir voll und ganz!
39. Musst du immer das letzte Wort haben?
40. Jeder Mensch hat Fehler und Schwächen!
41. Schau dich bloß an, wie du schon wieder aussiehst!
42. Das kann jedem passieren!
43. Du bist anders als alle anderen!
44. Du bist etwas ganz Besonderes!
45. Sei still und reg mich bloß nicht auf!
46. Was ist denn das für ein dummes Geschwätz?

47. Lass dir Zeit!
48. Erst denken, dann reden!
49. Das schaffst du nie!
50. Womit habe ich das verdient?
51. Lass es uns gemütlich machen!
52. Nur Leistung zählt!
53. Gut, dass wenigsten wir zusammenhalten!
54. Du musst einen guten Eindruck machen!
55. Heute hast du es dir verdient, dich auszuruhen!
56. Keiner ist so wie du!
57. Das ist ganz normal!
58. So etwas tut man nicht!
59. Mit dir habe ich ganz großes Glück!

2.6.5 Übung: Selbstsicherheitstraining

Bitte betrachten Sie die folgenden Übungen als mögliche Anregung, um in Eigeninitiative bewusst Ihre eigene Unsicherheit, Angst, Aufregung oder andere unangenehme Gefühle intensiver zu spüren und sie kennenzulernen. Dies wird für Sie bei der Überwindung Ihrer Sozialen Ängste hilfreich sein.
Bitte suchen Sie sich für die kommende Woche zwei der folgenden Übungen aus und überlegen Sie sich zusätzlich zwei weitere Übungen, die ganz persönlich zu Ihnen passen, um sie anschließend durchzuführen.
In der zweiten Übungswoche ergänzen Sie diese Übungen durch zwei weitere usw. Sie sollten so lange üben, bis Ihre Angst und Aufregung bei den Übungen deutlich absinkt.

1. Drei Personen unterschiedlichen Alters und Geschlechts auf der Straße so lange ansehen und anlächeln, bis sie an Ihnen vorbeigegangen sind.

2. 5 bis 10 Minuten am Fuß einer Rolltreppe die Ihnen entgegenfahrenden Menschen anlächeln.

3. Sich auf der Straße in englischer, französischer oder italienischer Sprache dreimal nach der Uhrzeit erkundigen.
4. In einem Restaurant einen Gast ansprechen: »Wie heißt das Gericht, das Sie essen, es sieht so lecker aus?«
5. In einem Restaurant, Bus oder Straßenbahn eine Person für kurze Zeit um einen Teil der Zeitung bitten oder die eigene Zeitung anbieten.
6. Zweimal möglichst langsam ein Restaurant durchqueren und mit den Gästen freundlichen Blickkontakt halten.
7. In einem Lokal um ein Gericht bitten, das nicht auf der Speisekarte steht.
8. Auf dem Rathausplatz stehen und für längere Zeit nach oben deuten.
9. Auf der Straße jemandem, der auf der auf der anderen Straßenseite läuft, zuwinken.
10. Eine Passantin auf der Straße ansprechen: Sie haben eine sehr gut geschnittene Frisur. Können Sie mir Ihren Friseur nennen?
11. Einen Passanten des anderen Geschlechts auf der Straße ansprechen: Ihre Jacke / Ihren Mantel / Ihr Kleid etc. finde ich sehr chic. Ich suche gerade noch ein Geschenk für meine Frau / Mann. Können Sie mir sagen, wo Sie das gekauft haben?
12. In ungewöhnlicher Haltung an einer Straßenbahnhaltestelle stehen.
13. Sich einige Minuten auf den Bürgersteig setzen.
14. In der Straßenbahn, im Bus, im Aufzug mit dem Gegenüber ein Gespräch beginnen.
15. Mit einem Bekannten »Arm in Arm« gehen.
16. Durch die Stadt rennen, joggen, hüpfen, schleppend oder rückwärts gehen usw.

Eigene Übungen:

17.

18.

19.

20.

2.6.6 Kognitive Angstbewältigung – Soziale Phobie: Zwei-Spalten-Technik

Wie Sie schon im Kapitel I 2.2 erfahren haben, spielt die *gedankliche Angstbewältigung* in der Verhaltenstherapie eine wichtige Rolle. Deshalb greifen wir hier diese hilfreiche Methode – speziell zum Thema Soziale Ängste – noch einmal auf.

Tragen Sie hier regelmäßig auf der linken Seite Ihre Angstgedanken ein und rechts alle hilfreichen Gedanken, die Ihnen einfallen. Schätzen Sie dann sowohl die Angst- als auch die hilfreichen Gedanken von 0 bis 10 (je nach Ausprägungsgrad) ein und ergänzen Sie diese dann durch Ihre ganz persönlichen Gedanken.

Angstvergrößernde, belastende Gedanken (wie belastend 0–10)	**Hilfreiche Gedanken und hilfreiches Verhalten (wie hilfreich 0–10)**
Beispiel: (jeweils 1 Gedanke)	**Beispiel:** (jeweils 3–10 Möglichkeiten)
1. Ich schaffe es nicht, einen Fremden auf der Straße anzulächeln	▶ *Ich probiere es aus. Im schlimmsten Fall werde ich gefragt, ob wir uns kennen* ▶ *Nahezu jeder Mensch freut sich über ein freundliches Lächeln*
2. Alle anderen sehen mich an und denken schlecht über mich	▶ *Die meisten Menschen sind in erster Linie ebenso mit sich selbst beschäftigt, wie ich und interessieren sich weniger für mich* ▶ *Die Gedanken der anderen kann ich ohnehin nicht beeinflussen. Falls sie tatsächlich schlecht über mich denken wollen, dann werden sie das tun, ohne dass ich das beeinflussen kann*
Eigene Angstgedanken	▶ …

2.6.7 Übung: Ressourcenerforschung

Ein wichtiger Baustein in der Verhaltenstherapie ist der Blick auf das Positive, die Begabungen und Fähigkeiten des Menschen, die sogenannten Ressourcen. Diese werden genutzt, um Probleme zu lösen und Schwächen zu überwinden.

Gehen Sie nun bitte auf die Suche nach Ihren bewussten oder verborgenen Stärken, Fähigkeiten und Talenten. Suchen und finden Sie alle Möglichkeiten in Ihrem heutigen oder früheren Leben, aus denen Sie Kraft schöpfen und Energie tanken können. Einige dieser Möglichkeiten sind bereits genannt. Streichen Sie die »Ressourcen« an, die auf Sie zutreffen, und ergänzen Sie Ihre eigenen Möglichkeiten und Fähigkeiten:

1. Dies können Stärken sein, die Sie einfach durch Ihre *Gene* mitbekommen haben, wie z. B.
   - gutes Aussehen
   - handwerkliche Fähigkeiten
   - räumliches Vorstellungsvermögen
   - Intelligenz
   - ....

2. Es können auch *Begabungen* sein wie
   - schauspielerisches Talent
   - Musizieren und Singen
   - künstlerisches Gestalten
   - Sprachbegabung
   - schnelles Arbeitstempo
   - ....

3. Es kann sich auch um *soziale Fähigkeiten* handeln wie
   - Knüpfen und Pflegen von Kontakten
   - stabile Beziehungen zu Freunden und Familienmitgliedern
   - ehrenamtliche Tätigkeiten und politische Initiativen
   - Organisieren von Veranstaltungen und Festen

- Übernahme von Führungsaufgaben und Verantwortung
- ....

4. Stärken finden sich bei allen Menschen auch im Bereich Ihrer Sinneswahrnehmungen, manche Menschen können z. B.
   - besonders differenziert riechen
   - optische Eindrücke speichern
   - feine Geschmacksunterschiede wahrnehmen
   - besonders gut hören
   - ihren Körper gut wahrnehmen
   - ....

5. Es kann sich auch um bestimmte bevorzugte *Tätigkeiten oder Hobbys* handeln, wie z. B.:
   - Lesen
   - Handarbeiten
   - Schreiben
   - Fotografieren
   - Sammeln und Sortieren
   - ....

6. Vielleich ist *körperliche Bewegung* für Sie eine wichtige Kraftquelle wie
   - Tanzen
   - Joggen
   - Schwimmen
   - Radfahren
   - Ballspiele
   - ....

7. Jeder Mensch hat auch eine ganze Reihe *guter Eigenschaften* wie
   - Offenheit
   - Freundlichkeit
   - Zuverlässigkeit
   - Hilfsbereitschaft
   - Ehrgeiz
   - ....

andere Bereiche: ....

Bitte beantworten Sie nun noch folgende Fragen:
Wer in Ihrer Familie hat Sie in besonderem Maße auf welche Art und Weise gefordert?

....

....

Wer in Ihrer Lebensgeschichte hat Sie in welchen Bereichen gefördert?

....

....

Häufig entwickeln wir gerade auch aus zunächst schmerzlichen lebenskritischen Ereignissen neue Energien und Talente. Welche Ereignisse waren für Sie wichtig, um bestimmte Fähigkeiten entwickeln zu können?

....

....

Wer waren Ihre zwei wichtigsten Vorbilder, was haben Sie sich abgeschaut und übernommen?

....

....

3. Agoraphobie – Angst, das Haus zu verlassen, Vermeidung von Menschenmengen

3.1 Erscheinungsbild

Agoraphobie bezeichnet die Angst vor Menschenansammlungen, beispielsweise in Kaufhäusern, auf Konzerten oder in der U-Bahn sowie die Angst in begrenzten Räumen, beispielsweise im Aufzug, Kino oder auch in einem Restaurant. Sie ist weiter verbreitet, als wir oft bemerken. Die Situation – oft auch nur die Vorstellung, eine solche Situation aufzusuchen – löst Angst aus oder Unbehagen. Aber warum?

- Betroffene Personen haben Angst, weil es schwer sein kann, die Situation zu verlassen (z. B. Aufzug), sollte dies notwendig werden.
- Manchmal ist es zwar nicht *tatsächlich* schwer, aber für die betreffende Person *schwierig:* etwa, weil es auffällig oder peinlich ist. Denken Sie an den Platz im Kino mitten in einer Reihe oder eine Besprechung in der Arbeit.
- Teilweise haben die betreffenden Personen auch die Befürchtung, es könnte schwierig werden, Hilfe zu holen oder zu bekommen, wenn sie sich in einer solchen Situation aufhalten (z. B. im Flugzeug).

Menschen mit Agoraphobie fangen daher im Allgemeinen an zu vermeiden. Das kann ganz »real« sein, d. h., sie gehen nicht mehr ins Kino, auf Konzerte oder auf Flugreisen. Die Angst ist aber oft auch eine »verkappte«, d. h., sie wird im Alltag hinter vermeintlich praktischen oder vernünftigen Gründen versteckt:

- Online-Bestellungen sind doch viel praktischer, als mit kleinen Kindern zum Shoppen zu gehen!
- Heutzutage kann ich doch nicht mit gutem ökologischen Gewissen in den Urlaub fliegen.
- Wie – du nimmst den Aufzug? Ich steige immer die Treppen! Mein Hausarzt hat gesagt, dass das viel gesünder ist …

Zum Teil werden die Situationen zwar noch aufgesucht, aber nur mit einer vertrauten Begleitperson, die im Falle einer Notlage helfend eingreifen kann. Aber auch hier versteckt sich die Angst: Wer möchte schon gerne allein im Café sitzen?
Jemand, der an einer Agoraphobie leidet, ganz sicher nicht – weil er oder sie es nicht mag, aber häufig auch gar nicht mehr kann!
Neben Personen können auch feste (Vermeidungs-)Rituale anfangs vermeintlich hilfreich sein, die Angst in den Griff zu kriegen und den Alltag ohne größere Einschränkungen zu meistern:

- Das Handy in der Tasche gehört immer mit dazu.
- Von den Beruhigungsmitteln im Handschuhfach weiß niemand.
- Vor dem Ausflug werden noch schnell die verfügbaren Arztpraxen, Apotheken und Notaufnahmen im Internet recherchiert.

Aber: Erfahrungsgemäß wird mit diesen Vermeidungsritualen die Angst größer und der eigene Bewegungsradius kleiner, bzw. es besteht eine zunehmende Abhängigkeit von Menschen oder Hilfsmitteln.

3.2 Fallbeispiel

»*Mir gegenüber sitzt eine 25-jährige, in Kleidung und Frisur sehr individuelle Frau. Sie hat ihre Ausbildung zur Kinderkrankenschwester abgeschlossen, auf dem zweiten Bildungsweg erfolgreich ihr Abitur nachgemacht. Obwohl sie in der Schulzeit wiederholt mit Ablehnung und Mobbing konfrontiert gewesen sei, habe sie sich immer weitergebildet und ihren eigenen Lebensweg aktiv gestaltet. Sie lebt in einer festen Beziehung, mit ihrem Partner ist sie in einem Wohnbauprojekt aktiv und gerade dabei, zwei Häuser zu renovieren.*
Bereits im Erstgespräch wählt sie einen Sitzplatz im Raum, der ihr den Blick und direkten Weg zur Sprechzimmertür freihält. Im Gespräch macht sie einen gehetzten Eindruck, spricht sehr leise. Sie wirkt, als könne sie sich nur schwer auf das Gespräch konzentrieren, würde zum Teil die Informationen, die ich ihr gebe, oder Fragen, die ich stelle, nur »halb verstehen«. Offensichtlich liegt es nicht an ihrer Intelligenz, Bildung

oder dem allgemeinen Sprachvermögen. Was ist es also, was sie so sehr ablenkt?

Sie berichtet, dass sie sich entschieden habe zu studieren. Allerdings habe sie zunehmend Ängste an sich bemerkt: wenn sie mit Freunden in einer Bar sei, ein Konzert besuche oder zu politischen Treffen gehe. Inzwischen würde es sie schon Überwindung kosten, an einem Samstag in die Stadt zu gehen. Die vielen Menschen um sie herum seien ihr unangenehm, insbesondere an »Engstellen«, beispielsweise Unterführungen, belebten und vielbenutzten Fußgängerübergängen … Ihre Angst sei es, in einer solchen Situation die Kontrolle zu verlieren und ohnmächtig zu werden. Immer wieder habe sie festgestellt, dass sich ihre Atmung verändere bis hin zur Hyperventilation. Sie müsse dann sofort raus aus der Situation, am besten ganz nach Hause. Oft sei sie nach so einem Angstanfall völlig erschöpft, brauche noch den darauffolgenden Tag, um sich zu erholen. Viele Alltagssituationen würde sie durchaus noch alleine erledigen: Der Bioladen um die Ecke sei ihr ohnehin lieber als die riesigen Supermärkte. Ihr Freund sei zudem sehr einfühlsam und verständnisvoll, im Alltag käme sie durch seine Hilfe weitestgehend zurecht. Aber jetzt stehe das Studium an – am liebsten Soziale Arbeit. Sie wolle sich doch so gerne engagieren und einbringen, etwas ändern …

3.3 Diagnostische Kriterien

Das oben genannte Fallbeispiel hat Ihnen schon ein Bild vermittelt, wie sich eine Agoraphobie im Alltag eines Betroffenen auswirkt. Um zu überprüfen, ob in Ihrem Fall ebenfalls die Merkmale einer Agoraphobie vorliegen, können Sie die nachfolgenden Fragen beantworten. Diese orientieren sich an den wesentlichen Kriterien für diese Störungen, ersetzen aber nicht den ausführlichen diagnostischen Prozess beispielsweise im Rahmen einer Therapie.

Kriterium A – Auslöser		
Treten in mindestens zwei der folgenden Orte und Situationen Ängste auf bzw. vermeiden Sie diese aus Angst? • Menschenmengen • Öffentliche Plätze • Reisen, die Sie alleine unternehmen • Reisen mit weiter Entfernung von zu Hause • Andere (z. B. Bus, Bahn, Einkauf ...) •	JA ○	NEIN ○
Kriterium B – Symptome		
Treten mindestens 2 der folgenden Symptome auf (mindestens eines der ersten Gruppe)? • Herzrasen, Schwitzen, Zittern, Mundtrockenheit • Atemprobleme, Beklemmungsgefühl, Druck auf der Brust, Übelkeit • Schwindel, Unwirklichkeit • Angst vor Kontrollverlust, Angst zu sterben • Hitzewallungen, Kälteschauer • Taubheit, Kribbeln	JA ○	NEIN ○
Kriterium C – Bewertung / Selbsteinschätzung		
Halten Sie die Angst selber für übertrieben und unvernünftig?	JA ○	NEIN ○
Fühlen Sie sich durch diese Ängste bzw. das Vermeidungsverhalten emotional belastet oder beeinträchtigt?	JA ○	NEIN ○
Kriterium D – Differenzialdiagnose		
Tritt die Angst vor allem im Zusammenhang oder bei Gedanken an die oben genannten Situationen auf?	JA ○	NEIN ○
Kriterium E – Andere mögliche Ursachen		
Gibt es andere alternative Erklärungen für die Symptome, z. B. somatische, psychische Erkrankungen oder kulturell akzeptierte Standards?	JA ○	NEIN ○

3.4 Behandlungsansätze und -ziele

Natürlich können wir uns nicht in allen Lebenssituationen gleichermaßen wohlfühlen. Wann ist es also sinnvoll, eine Psychotherapie anzufangen?

- Wenn Sie Angst vor einigen der o. g. Situationen haben und diese so groß ist, dass Sie sie nicht mehr oder nur in Begleitung von Personen oder Hilfsmitteln aufsuchen können.
- Wenn Sie sich durch diese Ängste, deren Vermeidung oder durch Sicherheitsrituale in Ihrem Alltag und Ihren Lebensentscheidungen eingeschränkt fühlen.
- Wenn die Angst Ihren Alltag unnötig verkompliziert (z. B. das Erledigen von Einkäufen) oder Sie in Ihren positiven Aktivitäten einschränkt.
- Wenn Sie selbst Ihre Angst als übertrieben einschätzen (zumindest in einer ruhigen Minute).

Wo sollte eine Therapie daher ansetzen? Was ist wichtig zu lernen?

- Sich vermiedenen Situationen – ohne Hilfsmittel – wieder auszusetzen und dabei die Erfahrung zu machen,
  - dass die erwarteten Katastrophen nicht eintreten,
  - dass Sie Ihren Bewegungsradius wieder erweitern können.
- Körperliche Symptome und Beschwerden zu erleben, realistisch zu bewerten und auszuhalten.
- Sich über die Steuerung der Wahrnehmung und der eigenen Gedanken in Angstsituationen sinnvoll – also ohne Vermeidung – selbst zu unterstützen.

Entscheidend ist es also, ein Gefühl der Kontrolle und der Selbstwirksamkeit zurückzugewinnen. Entscheidend ist das »trotzdem«!
Die folgenden Übungen können Ihnen helfen, erste Schritte bei der Überwindung Ihrer Ängste zu unternehmen.

3.5 Therapie- und Übungsmaterialien

3.5.1 Übung: Meine Angstgedanken erkennen

In der folgenden Tabelle finden Sie typische agoraphobische Gedanken. Diese können in den jeweiligen Situationen auftreten oder auch, wenn Sie sich nur vorstellen, eine solche Situation aufsuchen zu müssen. Gehen Sie die Liste vollständig durch. Markieren Sie in einem ersten Schritt alle Sätze, die Sie von sich kennen. Sollten die Formulierungen so nicht stimmen, ergänzen Sie Ihre eigenen Angstsätze am Ende der Liste.

Ich werde bestimmt ohnmächtig.	○	
Mir wird schlecht.	○	
Ich werde einen Herzinfarkt bekommen.	○	
Ich werde sterben.	○	
Am Ende werde ich verrückt.	○	
Ich schaffe das nicht.	○	
Ich kriege keine Luft.	○	
Ich werde mich völlig lächerlich machen.	○	
Ich verliere die Kontrolle.	○	
Kein Mensch wird mir helfen.	○	
Ich werde nur wirres Zeug rausbekommen.	○	
Ich werde vor Angst erstarren.	○	
Ich schreie los.	○	
Ich kann das nicht aushalten.	○	
	○	
	○	
	○	

Beurteilen Sie anschließend am rechten Rand mit einer Note von 1–10, wie stark der jeweilige Gedanken auftritt, d. h., wie häufig, intensiv und überzeugend er auf Sie wirkt.
Nehmen Sie sich im Anschluss einen Gedanken heraus, der etwa die Bewertung 4–5 hat. Mit diesem setzen Sie sich folgendermaßen auseinander:

1. Genau hinschauen:
Was genau heißt es »Ich werde mich lächerlich machen« (Sie verwenden bitte Ihren individuell ausgewählten Angstgedanken!)?
Wie stellen Sie sich das genau vor?
Was müssten Sie denn genau tun, um sich »lächerlich zu machen«?

....

....

....

2. Zu Ende denken:
Nehmen wir also an, Ihnen gelingt es, »sich so richtig lächerlich zu machen« – und dann? Was könnte dann schlimmstenfalls passieren? Wie würde sich dieser Moment, die Situation, Ihr ganzes Leben weiterentwickeln? Wie würden andere Menschen darauf reagieren? Und dann?

....

....

....

3. Diskutieren:
Was spricht für diesen Gedanken? Was spricht alles dagegen? Wie oft habe ich tatsächlich schon so reagiert? Gab es auch andere Erfahrungen, Situationen, in denen mir das nicht passiert ist?
Ist dieser Gedanke für mich hilfreich? Wenn ja, wobei? Oder behindert er mich in meinem Leben? Wobei?
Welche Gefühle löst dieser Gedanke in mir aus? Hilft der Gedanke, dass ich mich besser fühle? Gibt es alternative Gedanken, mit denen ich mich besser fühle?

....

....

....

4. Hilfreiche Gedanken:
Welcher Gedanke könnte mir helfen, in meiner Angstsituation mutig zu bleiben und einen klaren Kopf zu behalten? Was würde ich einer anderen Person – z. B. meinem Kind, meiner besten Freundin – in diesem Augenblick sagen?

....

....

....

Wenn Sie alle Fragen ausführlich beantwortet haben: herzlichen Glückwunsch! Sie haben sich erfolgreich mit Ihrer Angst auseinandergesetzt. In der Psychotherapie sprechen wir von »Exposition«. Die Königsdisziplin ist es, die befürchtete Situation direkt aufzusuchen und – trotz oder gerade mit Angst – auszuhalten, bis die Angst nachlässt. Aber auch die gedankliche Auseinandersetzung ist ein wichtiger Beitrag, sich der Angst zu stellen!

3.5.2 Übung: Den »falschen Helfern« auf der Spur

In den meisten Fällen neigen Angstpatientinnen und Angstpatienten jedoch nicht nur dazu, ihre Angstgedanken nicht weiter zu verfolgen oder zu Ende zu denken, sondern die Angst macht sich auch auf der Verhaltensebene bemerkbar (Sie erinnern sich, dass die Angst auf vier Ebenen aktiv ist: Gefühle, Gedanken, Körperreaktionen und Verhalten). Das kann entweder heißen, dass eine bestimmte angstauslösende Situation gar nicht mehr aufgesucht wird; oder es werden dazu bestimmte Vermeidungs- oder Sicherheitsrituale notwendig. Beide Vermeidungsarten führen zunächst dazu, dass ich mich besser fühle. Aber nur kurzfristig! Denn langfristig werden meine Einschränkungen bzw. der notwendige Aufwand, um mich einer Situation stellen zu können, immer größer.

Lassen Sie uns das anhand eines Beispiels überprüfen! Nehmen wir beispielsweise die Patientin vom Anfang des Kapitels …

Angstsituation: Im Vorfeld zum Studium werden »Schnupperseminare« und ein Kennenlernabend in einem Café auf dem Campus angeboten.
Direkte Vermeidung: Patientin sucht keine der Veranstaltungen auf.
Kurzfristige Konsequenz: Erleichterung, entspannter Abend mit dem Freund auf der Couch, sie beruhigt sich mit dem Gedanken, dass es sich um keine »Pflichtveranstaltung« handelt …
Langfristige Konsequenz: Zunehmende Nervosität und Unsicherheit zu Beginn des Studiums, fehlende positive Erfahrungen, fehlende Kontakte zu den Mitstudierenden.
Indirekte Vermeidung: Patientin besucht eines der Seminare – allerdings lässt sie sich von ihrem Partner begleiten bzw. mit dem Auto bringen, obwohl sie zukünftig mit den öffentlichen Verkehrsmitteln fahren muss; vor Ort versucht sie als Letzte den Veranstaltungsraum zu betreten und sucht gezielt einen Platz hinten bei der Eingangstür.
Kurzfristige Konsequenz: Sicherheit, Eindruck, die Angst »im Griff« zu haben …
Langfristige Konsequenz: Abhängigkeit vom Freund, fehlende Erfahrung beim Fahren mit U-Bahn und Bus, Stoßzeiten werden vermieden bzw. zusätzliche Zeit eingeplant, falls sie das Fahrzeug verlassen muss; es werden zukünftig nur große Hörsäle bzw. Seminarräume aufgesucht, die sie ebenfalls schnell und unauffällig verlassen kann, Kurse in kleinen Gruppen werden gar nicht besucht, obwohl diese für sie zum Teil inhaltlich sehr interessant sind.

Sie sehen also: Auch die vermeintlichen Hilfsmittel sind letztlich doch nur Krücken. Und wer möchte schon sein Leben lang mit einer Krücke laufen müssen?
Nehmen Sie sich einen Moment Zeit und tragen Sie zunächst alle Situationen der letzten Wochen zusammen, die Ihnen Angst gemacht haben. Welche Art von Vermeidungsverhalten ist dabei aufgetreten?

Welche unmittelbare (positive) Konsequenz haben Sie daraufhin erlebt? Aber mit welcher langfristigen (negativen) Konsequenz müssen Sie rechnen?

Situation	Direkte Vermeidung	Indirekte Vermeidung	Kurzfristige Konsequenz	Langfristige Konsequenz

4. Panikstörung – Die Angst, die »aus heiterem Himmel kommt«

4.1 Erscheinungsbild

Panik – umgangssprachlich verwenden wir das Wort allzu schnell:

»Als ich gemerkt habe, dass mein Schlüssel weg ist, habe ich voll Panik bekommen.«
»Vor den Matheproben könnt ich echt immer Panik kriegen.«
»Jetzt mach doch nicht so eine Panik, wir kommen schon noch rechtzeitig.«
»Jetzt ist er schon eine Dreiviertelstunde zu spät! So langsam werde ich echt panisch!«

Aber was genau ist denn jetzt Panik, eine Panikattacke oder Panikstörung? Von einer Panikattacke sprechen wir in der Psychotherapie, wenn eine massive Angstattacke quasi »aus heiterem Himmel« auftritt. Das heißt, die betroffene Person ist selbst überrascht und kann weder eine reale Bedrohung erkennen noch einen individuellen Angstauslöser benennen. Tatsächlich berichten Betroffene oft, dass es gerade ruhige, entspannte Momente sind, in denen es urplötzlich zur Panik kommt: morgens beim langsamen Wachwerden im Bett, in der Badewanne, abends auf dem Sofa beim Fernsehen.
Obwohl es keinen »greifbaren« Auslöser gibt, gibt es einen »spürbaren« Auslöser oder Moment, in dem die Panik beginnt. Meist erleben Betroffene eine körperliche Veränderung, die eine andere Person eventuell überhaupt nicht bemerken oder zumindest nicht als unangenehm empfinden würde. Da diese körperliche Veränderung oft nur kurz auftritt und auch deren Bewertung (als unangenehm, bedrohlich, gefährlich, störend) keine langen bewussten Denkprozesse erforderlich macht, geht dieser Startmoment für die Panik im allgemeinen »Hintergrundrauschen« unserer Gedanken und Empfindungen unter. Die Panik beginnt also »aus heiterem Himmel«.

Trotzdem steigert sich die Angst innerhalb kürzester Zeit so extrem, dass viele Patientinnen und Patienten aufgrund der (körperlichen) Symptome meinen, sie müssten sterben. Neben Herzrasen oder Herzstechen, Zittern und Atemnot kann ein Beklemmungsgefühl oder Druck auf der Brust wahrgenommen werden. Arme und Beine werden taub oder kribbeln, es kommt zu Schweißausbrüchen. Manchmal wirkt das Sehvermögen beeinträchtig: Die Bilder verschwimmen, Schwindel tritt auf. Häufig wird v. a. bei erstmaligem Auftreten auch der Notarzt informiert, weil ein Herzinfarkt oder Ähnliches vermutet wird.

Weil die Panikattacke so belastend erlebt wird, kommt es zum Teil schon nach einer oder wenigen solcher Paniksituationen zu einem Phänomen, das wir »Angst vor der Angst« nennen. Langfristig erleben Betroffene also nicht nur die Panikzustände als Belastung, sondern auch das dauerhafte »auf der Hut sein« bzw. ängstliche »Ausschau halten«, ob sich nicht die nächste Panik anbahnt.*

4.2 Fallbeispiel

» *Herr G. kommt in die Praxis, weil er unter Panikattacken leidet, die er sich selbst nicht erklären kann, die sein Leben aber stark beeinträchtigen. Dabei kommt es zu unangenehmen Empfindungen v. a. im Brustbereich: Atemnot, Beklemmung, Herzrasen, Zittern und Kribbeln in den Händen. Besonders belastend erlebt er, dass er selbst keinerlei Muster erkennt, wann oder wo diese Symptome auftreten.*

* »Aber meine Angst vor … Spinnen, Fliegen, Aufzügen, Zahnärzten, Halten von Präsentationen etc. fühlt sich auch wie eine Panik an!«, das werden sich eventuell einige von Ihnen fragen. Tatsächlich sind sich die Symptome aller Angststörungen sehr ähnlich. Die physiologischen Abläufe sind gleich, egal mit welchem Angstauslöser wir konfrontiert werden. Im diagnostischen Prozess sprechen wir aber von einer Panikstörung nur dann, wenn sie eben ohne Auslöser auftritt. Deswegen sind die Symptome bei den anderen Angsterkrankungen nicht weniger gravierend oder unangenehm. In der Fachliteratur werden Sie daher eventuell auch auf »episodische paroxysmale Angst« anstelle von Panik stoßen.

Er ist sehr selbstbewusst, klar in seinem Auftreten, erfolgreich im Beruf. Gerade in den letzten Monaten habe er sich erfolgreich weitergebildet und noch – parallel zum Beruf – einen zusätzlichen Abschluss gemacht. Mit der langjährigen Partnerin arbeite er zusammen, demnächst möchte er ihr auch einen Heiratsantrag machen. In allen persönlichen Gesprächen erlebe ich ihn organisiert und kontrolliert, gut vorbereitet und hochkonzentriert.
Er habe sich überlegt, einem Sportverein beizutreten und seinen Lieblingssport aus Studienzeiten wieder aufzunehmen. Durch die Panikattacken und die Angst vor der Angst möchte er jedoch aktuell gar keinen Sport mehr treiben, aus Sorge, mit seinem Herzen könnte etwas nicht stimmen. Ebenso geht es ihm mit Besuchen bei Freunden – was wäre, wenn er dort eine Panikattacke kriegen würde? Bei der Familie seiner Partnerin habe er zuletzt die Weihnachtsfeiertage verbracht. Mit der andauernden Angst, er könne dort eine Panikattacke bekommen, habe er sich überhaupt nicht entspannen können. Was die denn von ihm halten würden? Als Ausgleich zu seinem anspruchsvollen Beruf mit langen Arbeitszeiten habe er sich immer gerne weite Flugreisen gegönnt. Das würde er sich aber gar nicht mehr zutrauen. Vor jedem beruflichen Meeting sei er jetzt am Überlegen und Zögern, ob er es ohne Panik überstehen könne. Obwohl die tatsächlichen Panikzustände eher selten auftreten, ist die Erwartungsangst sein ständiger Begleiter geworden.

4.3 Diagnostische Kriterien

Im Anschluss finden Sie die wichtigsten Merkmale der Panikstörungen, die Ihnen helfen können zu prüfen, ob Sie selbst unter einer Panikstörung leiden.

<table>
<tr><td colspan="3">Kriterium A – Auslösende Situation</td></tr>
<tr><td>Passiert es Ihnen häufiger, dass sie plötzlich massive Angst verspüren?
• Sind diese Attacken für Sie nicht vorhersehbar, sondern treten ganz spontan auf?
• Gibt es für diese Angstattacken keinen konkreten Auslöser, also beispielsweise keine echte Bedrohung?</td><td>JA ○</td><td>NEIN ○</td></tr>
<tr><td colspan="3">Kriterium B – Symptome</td></tr>
<tr><td>Sind folgende Merkmale für diese Angstzustände zutreffend:
• Die Attacke ist eine einzelne abgrenzbare Episode intensiver Angst.
• Die Attacke beginnt plötzlich und unerwartet.
• Die Angst erreicht innerhalb weniger Minuten ihren Höhepunkt.
• Die eigentliche Angstattacke dauert nur Minuten (auch wenn die Erholungsphase danach länger dauern kann).</td><td>JA ○</td><td>NEIN ○</td></tr>
<tr><td>Treten mindestens 2 der folgenden Symptome auf (mindestens eines der ersten Gruppe)?
• Herzrasen, Schwitzen, Zittern, Mundtrockenheit
• Atemprobleme, Beklemmungsgefühl, Druck auf der Brust, Übelkeit
• Schwindel, Unwirklichkeit
• Angst vor Kontrollverlust, Angst zu sterben
• Hitzewallungen, Kälteschauer
• Taubheit, Kribbeln</td><td>JA ○</td><td>NEIN ○</td></tr>
<tr><td colspan="3">Kriterium C – Bewertung / Selbsteinschätzung</td></tr>
<tr><td>Halten Sie die Angst selbst für übertrieben und unvernünftig?</td><td>JA ○</td><td>NEIN ○</td></tr>
<tr><td>Fühlen Sie sich durch diese Ängste bzw. das Vermeidungsverhalten emotional belastet oder beeinträchtigt?</td><td>JA ○</td><td>NEIN ○</td></tr>
<tr><td>Sind mögliche organische Ursachen in ausreichendem Maße abgeklärt?</td><td>JA ○</td><td>NEIN ○</td></tr>
</table>

Kriterium D – Differenzialdiagnose		
Tritt die Angst »aus heiterem Himmel« auf oder können Sie bestimmte andere Auslöser definieren, wie beispielsweise Menschenmengen, Tiere, Prüfungssituationen …	JA ○	NEIN ○
Kriterium E – Andere Ursachen		
Gibt es andere alternative Erklärungen für die Symptome, z. B. somatische oder psychische Erkrankungen?	JA ○	NEIN ○

4.4 Behandlungsansätze und -ziele

Wie am Anfang des Kapitels erwähnt, verwenden wir umgangssprachlich schnell mal das Wort »Panik«. Aber wann ist dann der Zeitpunkt, an dem eine Panikstörung behandlungsbedürftig wird?

- Wenn Sie sich zunehmend
  - schonen, z. B. keinen Sport mehr treiben, keine Treppen benutzen, keinen Kaffee trinken, den Sie doch so gerne mögen,
  - zurückziehen, beispielsweise Besprechungen an Kollegen delegieren, abends nicht mehr ausgehen und
  - vermeiden, was Ihrer Vermutung nach zu einer erneuten Panikattacke führen könnte, z. B. keine aufregenden Kinofilme mehr sehen,
- wenn Sie auch nach wiederholten Arztbesuchen nicht mehr die Sicherheit und das Vertrauen in Ihren Körper zurückgewinnen konnten,
- wenn Sie aus Sorge vor weiteren Panikattacken oder Angst zu sterben oder verrückt zu werden zu falschen Helfern greifen (z. B. Alkohol, Beruhigungsmitteln …),
- wenn nicht mehr (nur) die bei den diagnostischen Kriterien aufgeführten Symptome das Problem sind, sondern die emotionale Belastung durch die dauerhafte Erwartungsangst,

- wenn Sie sich immer intensiver beobachten und kontrollieren, um bereits auf leichte Missempfindungen reagieren zu können, um eine weitere Panikattacke zu vermeiden.

Um eine Angsterkrankung zu behandeln, ist es wichtig, sich dieser Angst bewusst zu stellen. Aber wie soll das bei einer Angst funktionieren, die doch offensichtlich keinen Auslöser hat? Wesentlich ist dabei:

- Körperliche Empfindungen, die Sie als sehr unangenehm erleben als vermeintlich gefährlich einschätzen und eventuell Vorboten einer beginnenden Panikattacke sein könnten,
  - wahrzunehmen, zu beobachten, achtsam zu beschreiben,
  - zuzulassen, ohne zu vermeiden,
  - langsam und bewusst abflauen zu lassen.
- Gedanken an und über die Panik, Todesangst oder Kontrollverlust zu erkennen und klar zu benennen,
  - zu modifizieren bzw. zu lernen, alternative hilfreiche Gedanken zu finden.
- Angenehme und im gesunden Maße belastende Aktivitäten aufzubauen, um Vermeidungs-, Schon- oder Rückzugsverhalten auszugleichen und wieder Vertrauen in den eigenen Körper zu gewinnen.
- Kompetenzen zu entwickeln, um
  - Stressreaktionen und Anspannung im Alltag zu regulieren,
  - Atmung, Herzschlag … zu beeinflussen und ggf. zu normalisieren.

4.5 Therapie- und Übungsmaterialien

4.5.1 Information: Zunahme der Angst durch Hyperventilation

Die Atmung spielt bei vielen Angstpatienten eine wichtige Rolle. Unter großer seelischer Anspannung kann es zu beschleunigter Atmung – der sogenannten Hyperventilation – kommen. Hyperventilation ist gleichbedeutend mit **gesteigerter, beschleunigter Atmung** in einem relativen Ruhezustand (im Gegensatz zu erhöhter körperlicher

Aktivität). Diese ist meist begleitet von unangenehmen körperlichen Empfindungen, die wiederum sowohl die Atmung noch mehr beschleunigen können als auch die Angst vergrößern. Folgende unangenehme (jedoch meist ungefährliche) körperliche Begleiterscheinungen können dabei auftreten:

- kalte Extremitäten, Zittern , Blässe,
- Kribbeln in den Fingerspitzen, Pelzigkeit,
- Zusammenziehen des Mundes,
- Zusammenziehen der Hände und Finger,
- Erstickungsgefühl, Benommenheit, Schwächegefühl,
- Juckreiz, Druckgefühl, Übelkeit,
- Schwarzwerden vor den Augen, Engegefühl,
- Herzrasen, Atemnot, Schmerzen, Taubheitsgefühle.

Die sogenannte psychisch bedingte Hyperventilationstetanie, die von Betroffenen meist als schwerer Angstzustand erlebt wird, kann zunächst durch ungefährliche, aber sehr unangenehme körperliche Vorgänge erklärt werden.

Die unangenehmen Körperempfindungen bei der Hyperventilation erklären sich durch ein kurzfristig erzeugtes Ungleichgewicht zwischen

- Sauerstoff
- Kohlendioxid
- Calcium.

Im relativen Ruhezustand benötigen die Muskeln nicht so viel **Sauerstoff** wie in einem aktiven Zustand. Sie produzieren daher auch weniger Abfall (**Kohlendioxid**).Wir atmen in der Regel etwa so viel Kohlendioxid aus, wie wir Sauerstoff einatmen. Bei sehr schneller Atmung, ohne entsprechende körperliche Aktivierung (wie z. B. schnelles Laufen), atmen wir viel Kohlendioxid ab.

- Die Kohlendioxidkonzentration im Blut nimmt bei zu schneller Atmung ab.

Durch das zu viel abgeatmete Kohlendioxid verschwindet **Calcium** als freier Bestandteil des Blutes. Calcium bewirkt, dass die Muskeln geschmeidig sind.

- Calciummangel kann Verkrampfungen der Muskeln erzeugen.

Diese Verkrampfungen machen sich zunächst als Kribbeln im Mundbereich bemerkbar, schließlich kann sich der Mund so zusammenziehen, dass ein »Kussmund« entsteht. Das Kribbeln in den Händen kann dazu führen, dass sich die Finger einziehen bis zur sogenannten »Pfötchenstellung«.

Dadurch, dass das Gleichgewicht zwischen Sauerstoff, Kohlendioxid und freiem Calcium gestört ist, treten die o.g. körperlichen Symptome auf. Dies sind ganz natürliche körperliche Vorgänge, die zwar als extrem beunruhigend erlebt werden, jedoch **nicht bedrohlich** sind. Durch diese Beunruhigung und die damit einhergehende Angst wird häufig noch tiefer und heftiger geatmet, sodass sich diese Symptome verschlimmern können und Patienten manchmal sogar den Notarzt rufen.

Tritt ein Hyperventilationszustand häufiger auf, ist eine ärztliche Untersuchung erforderlich, um mögliche körperliche Ursachen auszuschließen. Die Ursachen für seelisch bedingte Hyperventilationstetanie können Ängste oder eine körperlich-seelische Überforderung sein.

Möglichkeiten der akuten Selbsthilfe

Um im Blut wieder das nötige Gleichgewicht herzustellen, kann es helfen, wieder bewusst ruhig und *langsam ins Zwerchfell zu atmen.* Dabei hilft es manchmal, langsam bis 100 zu zählen und im Rhythmus der Zahlen zu atmen.

Es kann auch helfen, sich eine *Plastiktüte* vor Mund und Nase zu halten, um das abgeatmete Kohlendioxid wieder einzuatmen, damit der Kohlendioxidgehalt im Blut wieder ansteigt und damit auch der Gehalt des freien Calciums, das die Muskeln wieder geschmeidiger und entspannter macht.

4.5.2 Übung: Konfrontationsübungen bei Panikattacken

Wie oben bereits erwähnt, ist das »Problem« bei Panikattacken, dass sie sich nicht auf einen konkret greifbaren Auslöser beziehen. Wie kann also eine Konfrontation aussehen? Die folgenden Übungen stellen eine Konfrontation auf Symptomebene dar. Über die Bewegung am Anfang der Übung (Drehbewegung bzw. Treppensteigen) werden körperliche Empfindungen erzeugt, die einer Panikattacke sehr ähnlich sind.

- Drehstuhlübung: Drehen Sie sich schnell um die eigene Achse (gerne auch auf einem Drehstuhl), bis Sie einen leichten Drehschwindel bemerken, und stellen Sie sich anschließend mit schulterbreiten, leicht gebeugten Beinen auf.
- Treppensteigen: Steigen Sie in einem für Sie flotten Tempo Treppen hoch und runter, bis sich Ihr Herzschlag und die Atmung deutlich beschleunigen und wahrnehmbar werden.

Für beide Übungen gehen Sie im Anschluss folgendermaßen vor:

- Bewerten Sie Ihre Anspannung und Ihre Angst direkt im Anschluss an die Übung auf einer Skala von 0–10 (wobei 0 für »nicht vorhanden« steht und 10 für »fast nicht auszuhalten«).

  ....

  ....

  ....

  ....

  ....

- Sammeln Sie detailliert alle Körperreaktionen, die Sie auch im Rahmen einer Panikattacke erleben. Bewerten Sie auch deren Intensität von 0–10.

  ....

  ....

  ....

  ....

  ....

- Beschreiben Sie alle beobachteten Körperempfindungen. Achten Sie bei Ihrer Beschreibung darauf, dass diese neutral und objektiv sein soll. Statt zu schreiben: »Mir ist fast das Herz aus der Brust gesprungen« beispielsweise »Ich konnte meinen Herzschlag mit der Hand auf dem Brustkorb spüren, die Pulsrate lag bei … Schlägen pro Minute«.

……………………………………………………………………………

……………………………………………………………………………

……………………………………………………………………………

……………………………………………………………………………

……………………………………………………………………………

- Welche Gedanken gehen Ihnen gerade durch den Kopf, die sich auf Angst oder die Körpersymptome beziehen?

……………………………………………………………………………

……………………………………………………………………………

……………………………………………………………………………

……………………………………………………………………………

……………………………………………………………………………

- Überprüfen Sie, ob sich die Anspannung und Angst bzw. die Körperempfindungen zwischen der Übung und Ihrer letzten Panikattacke unterscheiden. Worin liegen die Unterschiede?

……………………………………………………………………………

……………………………………………………………………………

……………………………………………………………………………

……………………………………………………………………………

……………………………………………………………………………

- Nehmen Sie sich jetzt erneut Ihre Bewertung vom Anfang der Übung vor. Hat sich die Angst und Anspannung zwischenzeitlich geändert?

……………………………………………………………………………

……………………………………………………………………………

……………………………………………………………………………

……………………………………………………………………………

……………………………………………………………………………

5. Generalisierte Angststörung – die Angst »vor dem ganzen Leben«

5.1 Erscheinungsbild

Bei der Generalisierten Angststörung (kurz: GAS) handelt es sich bildlich gesprochen um die Boeing 767 unter den Angststörungen. Während Betroffene mit isolierten Ängsten oder spezifischen Phobien »nur« auf bestimmte Auslöser reagieren – diese aber hinter jeder Ecke vermuten –, haben Patienten mit GAS oft den Eindruck, dass »alles im Leben« ihnen Angst macht. Zu den vielfältigen Themen gehören dabei u. a.: Angst bzw. Sorge hinsichtlich einer Erkrankung (eigener oder der von Angehörigen), finanzielle Not, Versagen (in der Schule oder Arbeit), Unfälle, Zerbrechen der Lebenssituation (z. B. durch Arbeitsplatzverlust, Tod eines Angehörigen, Naturkatastrophen). Betroffene erleben daher nicht nur einzelne, klar definierte Angstmomente, sondern berichten von einer dauerhaften Anspannung, einem Sich-ständig-sorgen-Müssen und permanenten Katastrophenerwartungen. Diese dauerhafte Mobilisierung von Erregung, Angst und Sorge führt zu einer enormen Belastung, die sich u. a. in Unkonzentriertheit, Schlafproblemen oder Reizbarkeit ausdrücken und so zu Einschränkungen im Berufs- und Privatleben führen kann. Oft wirken Betroffene nach außen, als würden sie ständig unter Hochspannung stehen, sind nicht selten auch ganz allgemein schreckhaft und brauchen lange, um sich nach einem Schreck wieder zu beruhigen.

Im Gegensatz zu anderen Angststörungen ist es kaum möglich, das »Leben an sich« zu vermeiden. Der Wunsch oder Versuch, sich zu entlasten und den Sorgen den Treibstoff zu entziehen, führt zum Teil dazu, dass Betroffene keine Nachrichten mehr lesen, Radio und TV ausgeschaltet bleiben … Vermeintliche Sicherheit schaffen Betroffene aber auch, indem sie versuchen, die »Gefahren des Lebens« abzuwenden oder zumindest im Blick zu behalten: durch häufige Kontrollanrufe bei Angehörigen, Arztbesuche …

5.2 Fallbeispiel

»In unserer Praxis stellt sich eine 32-jährige, hübsche, dunkelhaarige Patientin vor, von Beruf Erzieherin – derzeit noch in Elternzeit. Sie berichtet über ständige Angst und Anspannung nach zwei Fehlgeburten im Alter von 27 und 28 Jahren.
Sie sei seitdem zunehmend die überwiegende Zeit des Tages mit Sorgen und Befürchtungen beschäftigt, dass ihr oder einem Familienmitglied irgendetwas Schlimmes passieren könnte. Es seien aber nicht nur die ständigen Sorgen ihr Problem, sondern auch die damit verbundene Nervosität und Unruhe sowie körperliche Beschwerden wie Schwindel, Schweißausbrüche, Kopfschmerzen und Zittern.
Sie versuche, Ihre Ängste vor anderen Menschen zu verbergen. Dies gelinge ihr aber in letzter Zeit kaum mehr, deshalb habe sie auch ihre Sozialkontakte stark eingeschränkt. Je mehr sie jedoch zu Hause bleibe, umso mehr sei sie mit ihren Sorgen beschäftigt.
»Wenn ich mit meinem kleinen Sohn spiele, dann wandern meine Gedanken nach kurzer Zeit zu Befürchtungen ab, er oder ich könnten schwer erkranken oder es könnte uns irgendein Unglück geschehen. Er ist noch nicht im Kindergarten, weil ich es kaum aushalten würde, nicht zu wissen, was er tagsüber dort macht. Auch meinen Mann rufe ich mehrmals täglich in der Arbeit an, ob bei ihm alles in Ordnung ist. Das führt immer häufiger zu Konflikten.
Ich vermeide es inzwischen, Nachrichten zu hören oder zu lesen, aus Sorge, all das Negative könnte auch uns geschehen, denn die Sorgenthemen werden immer umfangreicher. Außerdem gehe ich kaum noch unter Menschen, weil mir Problemgespräche meist noch lange nachhängen.«
Nach einem letzten großen Konflikt mit meinem Mann – der sich von mir eingeengt und kontrolliert fühlt – habe ich ihm nun versprochen, mir professionelle Hilfe zu suchen, um unsere Ehe nicht zu gefährden und unserem Sohn ein normaleres, angstfreieres Leben zu ermöglichen.«

5.3 Diagnostische Kriterien

Obwohl die »Angstthemen« bei einer Generalisierten Angststörung individuell sehr unterschiedliche sein können, gibt es auch hier einige diagnostische Merkmale. In der folgenden Tabelle finden Sie wichtige Kriterien, um einzuschätzen, ob Sie möglicherweise an einer GAS leiden.

Kriterium A – Auslöser		
Empfinden Sie seit mindestens 6 Monaten Gedanken an alltägliche Ereignisse oder Probleme (z. B. Krankheit, Unfall), starke Anspannung, Besorgnis oder Befürchtungen?	JA ○	NEIN ○
Kriterium B – Symptome		
Treten im Zusammenhang mit den Befürchtungen und Sorgen 2 der folgenden Symptome auf (mindestens eines der ersten Gruppe)? • Herzrasen, Schwitzen, Zittern, Mundtrockenheit • Atemprobleme, Beklemmungsgefühl, Druck auf der Brust, Übelkeit • Schwindel, Unwirklichkeit • Angst vor Kontrollverlust, Angst zu sterben • Hitzewallungen, Kälteschauer • Taubheit, Kribbeln • ausgeprägtes Rückversicherungsverhalten	JA ○	NEIN ○
Kriterium C – Bewertung / Selbsteinschätzung		
Halten Sie die Angst und Sorgen in einem ruhigen Moment selbst für übertrieben und unvernünftig?	JA ○	NEIN ○
Fühlen Sie sich durch die Ängste bzw. das Rückversicherungsverhalten emotional belastet oder beeinträchtigt?	JA ○	NEIN ○
Kriterium D – Differenzialdiagnose		
Tritt die Angst vor allem im Zusammenhang mit den oben genannten Sorgen und Befürchtungen auf?	JA ○	NEIN ○
Kriterium E – Andere Ursachen		
Gibt es andere alternative Erklärungen z. B. somatische oder psychische Erkrankungen?	JA ○	NEIN ○

5.4 Behandlungsansätze und -ziele

Wenn Sie den Eindruck haben, dass *nicht Sie Ihre Sorgen, sondern Ihre Sorgen Sie im Griff haben*, liegt möglicherweise eine behandlungsbedürftige Generalisierte Angststörung vor.
In Ihrem Alltag kann sich dies folgendermaßen äußern:

- Sie haben das Gefühl, ständig auf dem Sprung sein zu müssen, fühlen sich dauerhaft angespannt und nicht mehr in der Lage – zumindest phasenweise –, Ihr Leben unbelastet zu genießen, ohne dass es reale und schwerwiegende Belastungsfaktoren gibt.
- In Ihrem »Kopfkino« werden nur noch Katastrophenfilme gezeigt.
- Ihr Alltag, Ihre Familie, Ihr Beruf, Ihre Hobbys werden vor lauter – gut gemeinter – Sorgen immer weniger wichtig.
- Ihre Umwelt reagiert zunehmend gereizt und verständnislos auf Ihre Besorgnis.
- Das Sorgenmachen entzieht Ihnen so viel Zeit und Energie, dass es bereits Ihre Leistungs-, Genuss- und Freudfähigkeit beeinträchtigt.

Psychotherapeutische Übungen – beispielsweise in einer ambulanten Therapie oder auch Übungen, wie sie hier in diesem Buch dargestellt sind – sollen Ihnen dabei helfen,

- sich Ihren Sorgen und Befürchtungen zu stellen, anstatt sie zu vermeiden, zu kontrollieren oder zu unterdrücken,
- Ihre Sorgen und Befürchtungen zu hinterfragen und zu untersuchen,
- Kompetenzen und Selbstsicherheit im Umgang mit alltäglichen Belastungen und Problemen zu gewinnen,
- Ihre allgemeine Anspannung dauerhaft zu regulieren.

Vielleicht hilft Ihnen auch das folgende Zitat ein wenig:

> *»Ich hatte mein ganzes Leben viele Probleme und Sorgen.*
> *Die meisten von ihnen sind aber niemals eingetreten.«*
> Mark Twain

5.5 Therapie- und Übungsmaterialien

5.5.1 Übung: Sorgentagebuch

Wie wir oben beschrieben haben, ist gerade die Generalisierte Angststörung bezüglich ihrer Inhalte sehr vielfältig. Deshalb empfiehlt es sich, in einem ersten Schritt die Sorgen, Ängste und Befürchtungen genau zu beobachten und zu dokumentieren. Gleichzeitig ist dies auch ein erster Schritt, sich diesen Sorgen zu stellen. Eine Möglichkeit hierzu ist ein Sorgentagebuch. Tagebücher werden als therapeutisches Instrument bei den unterschiedlichsten somatischen (Migräne), psychosomatischen (Tinnitus) oder psychischen Erkrankungen (Stimmungs- oder Aktivitätentagebuch bei Depression) genutzt. Ideal wäre beispielsweise ein kleines Büchlein, das Sie bei sich tragen oder zu Hause auf dem Nachtkästchen ablegen können. Die Sorgen können nämlich den ganzen Tag über auftreten, kommen aber auch gerne in Form von Grübel- oder Gedankenschleifen beim Einschlafen am Abend.

Folgende Fragen oder Inhalte sollten Sie notieren:

- Welchen Inhalt haben meine Sorgen gerade?
  Beachten Sie: Manchmal kreisen die Sorgengedanken wie in Schleifen um immer dasselbe Thema; manchmal springen die Gedanken jedoch auch von einem Sorgenthema zum nächsten – notieren Sie dann bitte kurz alle Themen, die auftauchen!
- Wie stark ausgeprägt sind meine Sorgen (0–100), wie intensiv, belastend, beängstigend erleben ich sie also gerade.
- Machen sich meine Sorgen auch auf der Körperebene bemerkbar? Wenn ja: in welcher Form? Welche Symptome spüre ich (z. B. Magengrummeln, Zittern …)
- Betrachten Sie abschließend aktuelle bzw. vorangegangene Situationen: Gibt es einen möglichen Anlass oder Auslöser für diese Sorgen (z. B. kommt Ihr Sohn später als geplant nach Hause, ist über sein Handy nicht erreichbar und Sie haben gerade noch die Sirenen eines Einsatzfahrzeuges gehört)? Oder einen Belastungsfaktor in Ihrer Umgebung (z. B. hat die geschätzte Kollegin vom Arbeitgeber völlig unerwartet eine Abmahnung bekommen)?

5.5.2 Übung: Sorgenecke

Wie wäre es, wenn Sie sich selber »Sorgen« auf Ihre To-do-Liste schreiben? Oder Ihr Arzt oder Ihre Therapeutin Ihnen »Sorgenmachen, täglich« verschreiben würde? Klingt ein bisschen verrückt, oder? Ist es aber gar nicht! Denken Sie daran, was der grundlegende Ansatz bei der Angstbehandlung ist! Genau, sich der Angst zu stellen und so wieder die Kontrolle zu bekommen! Folgendes Vorgehen kann Ihnen helfen, wieder Herr über Ihre Sorgen, Ängste und Grübeleien zu werden:

- Legen Sie einen Zeitraum von 30 Minuten pro Tag fest, den Sie ausschließlich für das Sich-Sorgen reservieren. Diese Zeit soll verbindlich sein und nur Ihnen und Ihren Sorgen zur Verfügung stehen! Sollten Sie tagsüber zu einem anderen Zeitpunkt feststellen, dass Sie anfangen zu grübeln, dann verweisen Sie sich (und Ihren »Grübler«) auf die Grübelzeit.
  Sehr schön fand ich (NB) in diesem Zusammenhang den Vergleich einer Patientin: »So wie ich die Kinder vertröste, dass sie nach dem Abendessen eine Süßigkeit bekommen?«
- Legen Sie neben dem Zeitraum auch einen Ort fest, an dem Sie grübeln. Wir schreiben oben vom »Sorgeneck«: eine ruhige Ecke, in der Sie sich vom trubeligen Alltag zurückziehen können; ein Schemel oder Hocker, der nur für Ihre Grübeleien genutzt wird. Bitte grübeln Sie nicht im Lieblingssessel oder gar im Bett! Wir Menschen lernen schnell, bestimmte Orte mit bestimmten Tätigkeiten zu verknüpfen, und Sie wollen ja gerade nicht mehr wach im Bett liegen und grübeln. Oder statt sich zu entspannen und den Feierabend mit einem guten Buch in Ihrem Lieblingssessel zu verbringen, wieder und wieder dieselben Sorgen wälzen.
- Nehmen Sie jetzt Ihre Sorgenaufzeichnungen zur Hand und fangen Sie an, all Ihre Sorgen »durchzugrübeln«. Bemühen Sie sich, möglichst konkret zu werden, denn diffuse oder abstrakte Gedanken sind weniger eng mit der emotionalen Ebene, d. h. dem Gefühl der Angst, verknüpft.
- Dabei können Ihnen folgende Fragen helfen:
  - Gibt es Hinweise oder Beweise, die für meine Befürchtung spre-

chen? Gibt es auch Hinweise oder Beweise, die gegen diese Befürchtung sprechen?

- Wie würden andere (weniger ängstliche) Personen über diese Situation denken?
- Was würde ich meinem besten Freund raten, wenn dieser mir von dieser Befürchtung berichten würde?
- Gerade dieser Perspektivenwechsel ist äußerst wirkungsvoll, um uns auf »andere« Gedanken zu bringen, denn meist gelingt uns intuitiv anderen wichtigen Bezugspersonen gegenüber, was uns bei uns selbst schwerfällt. Und mal Hand auf's Herz: Würden Sie Ihrer besten Freundin sagen: »Ich bin mir ziemlich sicher, dass dein Partner sich trennen wird, du in deinem Alter keine neue Partnerschaft findest, die Kinder zum Vater ziehen, du mal keine Rente haben wirst und alt, alleine, verbittert und ohne Zähne leben wirst!« Sie wären vermutlich die längste Zeit befreundet gewesen!

• Schließen Sie Ihr Grübelritual mit einer »Grußformel«, vielleicht mit dem berühmten Paulchen-Panther-Spruch (»Heute ist nicht alle Tage; ich komm wieder, keine Frage«) oder mit »See you later alligator«. Unabhängig davon, wofür Sie sich entscheiden: Wichtig ist, dass die Übung ein klares Ende bekommt.

Wichtig: Nehmen Sie sich die Zeit, um sich mit all Ihrem Sorgen *intensiv* zu befassen. Sehen Sie die festgelegte Zeit als *verbindlich* an, verlassen Sie die Situation *nicht vorzeitig*.
Tun Sie Ihre Sorgen in dieser Zeit nicht mit Sätzen ab, wie »Ich weiß doch, dass das eh alles Quatsch ist«. Auch das ist eine Form der Vermeidung. Immerhin hat der »Grübler« den ganzen Tag – mehr oder minder brav – auf seine Zeit im Grübeleck gewartet. Und Sie wiederum wissen, dass auch dieses kontrollierte Grübeln ein weiterer Schritt Ihrer Angstkonfrontation ist! Und was ist, wenn Sie frühzeitig fertig werden? Sie dürfen gerne einen zweiten Durchgang grübeln! Genießen Sie dabei auch ganz bewusst, falls das Sich-Sorgen beim zweiten Mal schon gar nicht mehr so recht gelingen mag …

5.5.3 Imaginationsübung

»Lass doch mal locker!«, diesen Ratschlag haben sicherlich schon viele ängstliche Menschen gehört. Oder auch: »Denk halt einfach an was ganz anderes!«

Aber sicher kennen Sie das Phänomen: Je mehr wir uns bemühen, an etwas **nicht** zu denken, umso sicherer kriegen wir gerade diesen Gedanken nicht mehr aus unserem Kopf. Ein typisches Experiment: Versuchen Sie bitte die kommenden 60 Sekunden auf gar keinen Fall an einen rosa Elefanten zu denken … Und?

Wir können nicht nicht denken, und je mehr wir versuchen, einen bestimmten Gedanken oder Inhalt zu vermeiden, umso stärker kreisen wir gerade um diesen. Unsere Gedanken verhalten sich also ein bisschen wie ein Springteufelchen in einer Kiste: Wir können kurzfristig den Deckel zuhalten, aber sobald wir uns etwas anderem zuwenden, kommt der Gedanke, wie das Teufelchen, wieder aus der Kiste gehüpft. Oder anders ausgedrückt: Schicken wir den rosa Elefanten zur Vordertür aus unseren Gedanken heraus, kommt er garantiert durch die Hintertüre zurück.

Aber: Wie intensiv wir uns mit einem Gedanken beschäftigen bzw. wie belastend wir ihn erleben, das können wir lernen zu beeinflussen. Folgende Übungen können Ihnen dabei helfen:

Suchen Sie sich einen angenehmen Sitzplatz. Machen Sie es sich bequem, sodass Sie einige Minuten gut in dieser Position bleiben können. Prüfen Sie noch einmal Ihre Haltung – geht es noch ein bisschen bequemer?

Schließen Sie – nachdem Sie die Instruktion gelesen haben – die Augen. Sollte Ihnen das nicht möglich sein, fixieren Sie einen Punkt auf dem Boden vor Ihnen, etwa im Abstand von zwei Metern.

Stellen Sie sich vor, Sie sitzen am Ufer eines Flusses. Es kann ein kleiner sprudelnder Gebirgsbach sein, dessen Plätschern Sie hören. Oder ein großer träger Strom, der langsam und ruhig an Ihnen vorüberfließt. Es ist Spätsommer und Sie haben ein ruhiges, trockenes Fleckchen zum Sitzen gefunden. Die Sonne scheint und wärmt Sie angenehm. Um Sie

herum verfärbt sich das Laub der Bäume bunt und einige von ihnen segeln nach unten auf die Wasseroberfläche.
Nehmen Sie nun jeden Gedanken, der Ihnen in den Kopf kommt, und setzen ihn in Ihrer Vorstellung auf eines der Blätter. Große, schwere Gedanken brauchen vielleicht ein großes Ahorn- oder Kastanienblatt. Die kleinen, leichten können Sie auch auf ein Buchenblatt setzen. Aber einer nach dem anderen verlässt so Ihren Kopf und trudelt und treibt den Fluss entlang, bis Sie aus Ihrer Sicht verschwinden. Fahren Sie so mit jedem auftauchenden Gedanken fort: benennen, auf das Blatt setzen und langsam vorbeiziehen lassen. Und keine Sorge, falls ein Gedanke ein zweites Mal auftaucht: Auf den Bäumen sind noch unzählige Blätter …
Wenn Sie sich eine Weile mit Ihren Gedanken beschäftigt haben, lassen Sie auch das letzte Blatt noch aus Ihrem Blickfeld verschwinden. Nehmen Sie sich noch einen Moment Zeit, um Ihre Imagination zu genießen: die Sonne auf der Haut, das Geräusch des fließenden Wassers und die Ruhe und Entspanntheit, die Sie jetzt in diesem Augenblick schon empfinden können. Nehmen Sie sich vor, Ihren Fluss im Laufe der Zeit immer wieder zu besuchen. Kommen Sie dann mit Ihrer Aufmerksamkeit zurück in den Raum, stehen Sie kurz auf, recken und strecken Sie sich.

5.5.4 Übung: Netzwerken

Kennen Sie das, wenn ein Gedanken den anderen ergibt? Im positiven Sinne, kann das funktionieren, wenn wir eine Einkaufsliste erstellen: Beim Gedanken an die fehlenden Äpfel fällt uns ein, dass auch die Kartoffeln fast aufgebraucht sind, und wenn ich schon zum Markt fahre, könnte ich doch gleich noch beim Bäcker ein Brot besorgen und Tante Elli den Regenschirm vorbeibringen, den sie das letzte Mal vergessen hat. Wieso Tante Elli? Na, die kauft doch auch immer dort ihr Brot ein. Diese Verknüpfung von Gedanken kann über ähnliche Inhalte (z. B. fehlende Lebensmittel), räumliche Zugehörigkeit, Erinnerungen (z. B. an einen Urlaub) erfolgen. Bei der Verbindung von Gedanken, Bildern, Erinnerungen zu sogenannten Gedanken- oder Assoziationsketten oder auch gedanklichen Netzwerken spielen auch Emotionen eine wesentliche Rolle. Ein Netzwerk aus Spinne, Ekel, schnell, Keller, Dunkelheit ist daher naheliegender, weil auf emotionaler Ebene ähnlicher als beispielsweise Spinne, flauschig, Lieblingstier, bunt, Sonnenschirm. Netzwerke, also »zusammengehörige« Gedanken, können wir – ähnlich wie einen Muskel – trainieren. Das heißt, werden bestimmte Kognitionen in einem Netzwerk immer wieder miteinander aktiviert, wird ihre Verknüpfung stärker. Andere Kognitionen bzw. Verbindungen werden seltener abgerufen und werden daher – ähnlich wie untrainierte Muskeln – schwächer. Insbesondere bei Menschen mit Generalisierten Ängsten sind die angstbesetzten Netzwerke sehr gut trainiert. Ein auslösender Reiz aus der Umwelt oder eine Sorge kann daher ohne weiteres eine ganze Kaskade an anderen angst- und sorgenvollen Gedanken mitaktivieren. Ähnlich wie bei einer Dominobahn führt dann »eines zum anderen«.

- Sammeln Sie zunächst Gedanken oder Begriffe, die Ihnen Angst machen oder durch die das Sorgenkreisen beginnt. Zum Beispiel: Rasen, Autobahn, Unfall, Blaulicht …
- Wählen Sie jetzt einen Begriff aus, mit dem Sie beginnen wollen (oft befinden sich die anderen auch mit im Netzwerk).
- Suchen Sie jetzt bewusst nach neuen Assoziationen, die mit diesem Kernbegriff in Verbindung stehen könnten. Diese sollen neutral oder positiv sein!
- Falls Ihnen selber keine Ideen kommen, fragen Sie Freunde. Oder suchen Sie im Internet, am besten über Lexikon-, Duden- oder Wortschatzseiten.
- Gehen Sie bewusst offen und spielerisch an die Sache heran. Die neuen Begriffe dürfen lustig oder ein bisschen verrückt sein, gerne auch gereimt!
- Lernen Sie Ihr neues Netzwerk auswendig wie den Wortschatz einer Fremdsprache. Denken Sie daran: Der neue »Denkmuskel« muss erst einmal trainiert werden!

(vgl. dazu auch Moritz & Jelinek (2011))

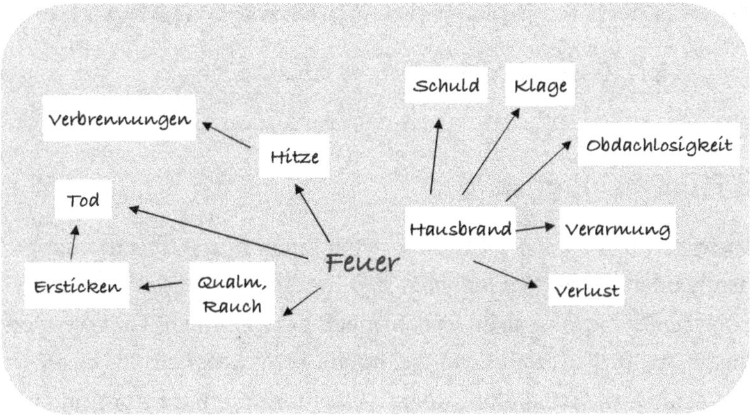

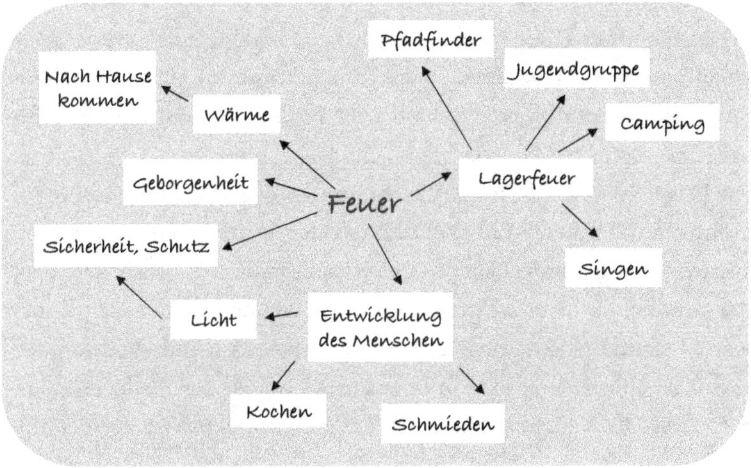

Abbildung: Netzwerke zum angstauslösenden Stimulus »Feuer«.
Oben: Negative Assoziationskette. Unten: Alternative (neutrale oder positiv besetzte) Assoziationskette

6. Spezifische Phobien – »Ich habe doch keine Angst! Außer vor ...«

6.1 Erscheinungsbild

Viele von uns finden bestimmte Situationen oder Objekte unangenehm oder ekelig. Wir schauen uns lieber eine Tierdokumentation über Hauskatzen an als über Schlangen oder Spinnen. Und wer von uns – jetzt mal ganz ehrlich – geht denn nicht lieber ein Eis essen als zur Zahnwurzelbehandlung oder zu einem Impftermin? Aber sind wir deswegen alle Phobiker? Und müssen wir deswegen alle eine Therapie machen?

Wenn Sie unter einer spezifischen Phobie leiden, treten Ihre Angstsymptome nur dann auf, wenn ein ganz bestimmtes Merkmal in einer Situation vorhanden ist. Deshalb wird in der Literatur auch der Begriff der »isolierten Phobie« gebraucht. Dabei gibt es typische Auslöser, wie beispielsweise bestimmte Tiere (Hunde, Vögel, Insekten, Spinnen), Höhe oder Donner, Anblick von Blut oder Spritzen. Oft besteht eine Unsicherheit oder ein Ekel vor diesen speziellen Auslösern schon seit der Kindheit und verfestigt sich im Laufe der Zeit immer mehr. Auch wenn betroffene Personen sich durchaus bewusst sind, dass ihre Reaktionen übertrieben bzw. unbegründet sind, ist der Auslöser so negativ, dass die Angstreaktion trotzdem auftritt oder es zu Vermeidung kommt.

Oft bleibt die Vermeidung lange Zeit unentdeckt, weil es sich um ganz spezielle Objekte oder Situationen handelt, die sich ohne großen Aufwand im Alltag umgehen lassen. Zum Teil wird die spezifische Phobie erst dann offensichtlich, wenn sich im Leben der Person eine Änderung ergibt, sodass die Vermeidung nicht mehr möglich ist bzw. zu negativen Folgen im Alltag oder für die Gesundheit der betreffenden Person führen würde.

6.2 Fallbeispiel

»*Die 28-jährige Mutter von zwei Kindern – von Beruf Architektin, derzeit in Elternzeit – berichtet über ihre panische Angst vor Schlangen seit ihrem 13. Lebensjahr.*
Damals habe sie ihr Vater gezwungen, eine Blindschleiche in die Hand zu nehmen, weil er sie von ihrem schon immer vorhandenen Ekel vor Schlangen auf diese Art befreien wollte. Er habe sie damals angeschrien, sie solle sich nicht so anstellen, diese Blindschleiche sei doch völlig ungefährlich, habe sie gewaltsam festgehalten und ihr völlig unvorbereitet das sich unkontrolliert schlängelnde Tier übergeben.
Noch heute erinnert sich die Patientin an ihre panische Angst, die mit dem Gefühl des Ausgeliefertseins aufgrund des »Überfalls« ihres Vaters verbunden war. Sie habe geweint, geschrien und am ganzen Körper gezittert und sei kaum zu beruhigen gewesen. Nach einer Ohrfeige habe der zweite Versuch des Vaters, ihr die Blindschleiche auf die Schulter zu setzen, alles nur noch schlimmer gemacht. Sein weiteres Experiment, ihr die Angst mit einer Gummischlange zu nehmen, löste ähnliche Angstreaktionen aus.
Seit dieser Zeit begleite sie eine panische Angst vor Schlangen. Anfangs habe sie nur überall Ausschau gehalten, ob sich am Wegrand, auf der Wiese oder im Gebüsch Schlangen verbergen könnten und beim Zoobesuch mit ihren Kindern das Terrarium gemieden. Inzwischen sei es ihr aber nicht einmal mehr möglich, sich Filme oder Abbildungen von Schlangen anzusehen, ohne am ganzen Körper zu zittern und einen Schreikrampf zu bekommen.
Sie wisse zwar durch Recherchieren, das viele Menschen beim Anblick von Schlangen Ekel oder Angst verspüren, weil dies – ebenso wie beim Anblick von Spinnen – eine von unseren Vorfahren ererbte (evolutionäre) Angst sei, aber bei ihr sei das so stark ausgeprägt, dass diese Angst vor Schlangen inzwischen ihren Alltag bestimme und ihre Konzentration auf die ganz normalen Lebensaufgaben beeinträchtige.
Dabei sei ihr – außer der Blindschleiche mit 13 Jahren – noch nie eine Schlange begegnet.

Ihr Mann müsse die Zeitung und Kinderbücher vorsichtshalber durchsehen, ob Schlangen abgebildet seien. Selbst eine aus Knete oder Fimo geformte Schlange oder ein sich schlängelnder Wollfaden mache ihre Angst und löse urplötzlich eine Kaskade von körperlichen Angstreaktionen aus. Die Kinder müssten alles Schlangenähnliche sofort beseitigen, verstünden nicht, warum sie so panisch reagiere. Nach dem letzten Vorfall, als auch noch eine Freundin diese übersteigerte Reaktion mitbekam, habe sie sich entschieden, eine Verhaltenstherapie zu machen, auch um diese Angst nicht auf ihre Kinder oder den Beruf zu übertragen. Auch ihr Mann halte ihre übersteigerte Angst und Wachsamkeit kaum mehr aus.

6.3 Diagnostische Kriterien

Die nachfolgenden Kriterien können Ihnen helfen festzustellen, ob Sie selbst eventuell an einer spezifischen Phobie leiden. Sie können Hinweise liefern, jedoch eine Diagnose durch einen Therapeuten oder Arzt nicht ersetzen.

Kriterium A – Auslöser		
Empfinden Sie in Bezug auf bestimmte Objekte oder Situationen eine ausgeprägte Angst oder Furcht? Kommt es aufgrund dieser Angst zu Vermeidungsverhalten bzgl. dieser Objekte oder Situationen?	JA ○	NEIN ○
Ergänzung Handelt es sich dabei um einen der folgenden Auslöser: ○ Tiere (Vögel, Hunde, Spinnen, Insekten, Schlangen ...) ○ Situationen (Flüge, Höhen, Tunnel ...) ○ Blut, Spritzen, Verletzungen, Arztbesuche, Krankenhäuser ... ○ Naturereignisse (Donner, Sturm ...) ○ Sonstiges:		

Kriterium B – Symptome		
Treten im Zusammenhang mit den o.g. Situationen oder Objekten folgenden Symptome auf (mindestens eines aus der ersten Gruppe)? • Herzrasen, Schwitzen, Zittern, Mundtrockenheit • Atemprobleme, Beklemmungsgefühl, Druck auf der Brust, Übelkeit • Schwindel, Unwirklichkeit • Angst vor Kontrollverlust, Angst zu sterben • Hitzewallungen, Kälteschauer • Taubheit, Kribbeln	JA ○	NEIN ○
Kriterium C – Bewertung / Selbsteinschätzung		
Halten Sie die Angst bzw. das Vermeidungsverhalten selbst für übertrieben und unvernünftig?	JA ○	NEIN ○
Fühlen Sie sich durch diese Ängste bzw. das Vermeidungsverhalten emotional belastet oder beeinträchtigt?	JA ○	NEIN ○
Kriterium D – Differenzialdiagnose		
Treten die Symptome auch auf, wenn Sie nur an die o.g. Situation oder das Objekt denken?	JA ○	NEIN ○
Kriterium E – Andere Ursachen		
Gibt es andere alternative Erklärungen für die Symptome, z.B. somatische oder psychische Erkrankungen?	JA ○	NEIN ○

6.4 Behandlungsansätze und -ziele

Sollten Sie anhand der diagnostischen Kriterien zu dem Ergebnis kommen, dass Sie an einer spezifischen oder isolierten Phobie leiden, ist es empfehlenswert, eine psychotherapeutische Behandlung in Erwägung ziehen. Insbesondere dann, wenn

- Sie zunehmend nur beim Gedanken oder der Vorstellung an Ihren Angstauslöser schon Symptome bei sich feststellen,
- die Alltagseinschränkungen bzw. die Alltagslast durch die Symptome bzw. das Vermeiden immer größer wird,

- Sie durch die Symptome bzw. Ihr Vermeidungsverhalten in Ihrer Lebensgestaltung eingeschränkt sind und deutlich an Lebensqualität verlieren,
- auch Ihr soziales Umfeld immer verständnisloser oder ungeduldiger auf Ihre Ängste reagiert.

Die psychotherapeutische Behandlung bzw. die in diesem Buch dargestellten Strategien können Ihnen helfen,
- sich direkt Ihrer Angst zu stellen, sich zu »konfrontieren«,
- eine Gewöhnung an die befürchtete Situation oder das gefürchtete Objekt aufzubauen und dabei Schritt für Schritt die empfundene Angstreaktion zu reduzieren,
- fundiertes Wissen über die tatsächlichen bzw. vermeintlichen Gefahren in bestimmten Situationen oder durch bestimmte Objekte zu entwickeln.

6.5 Therapie- und Übungsmaterialien

Bereits in Teil I dieses Selbsthilfebuches haben wir Ihnen unter der Überschrift »Ordnung in meine Ängste bringen« die Vorgehensweise bei einer Angsthierarchie und dem schrittweisen Abbau dieser Ängste erklärt. Damit Sie sich diese Methode auch konkret vorstellen können, finden Sie hier ein Beispiel für eine Angsthierarchie bei einer Spinnenphobie.

Anschließend stellen wir Ihnen eine Kurzentspannungsübung und hilfreiche Entspannungssätze vor. Beide Übungen können Sie auch bei nahezu allen anderen, in diesem Buch vorgestellten Ängsten anwenden.

6.5.1 Angsthierarchie – Spinnenphobie

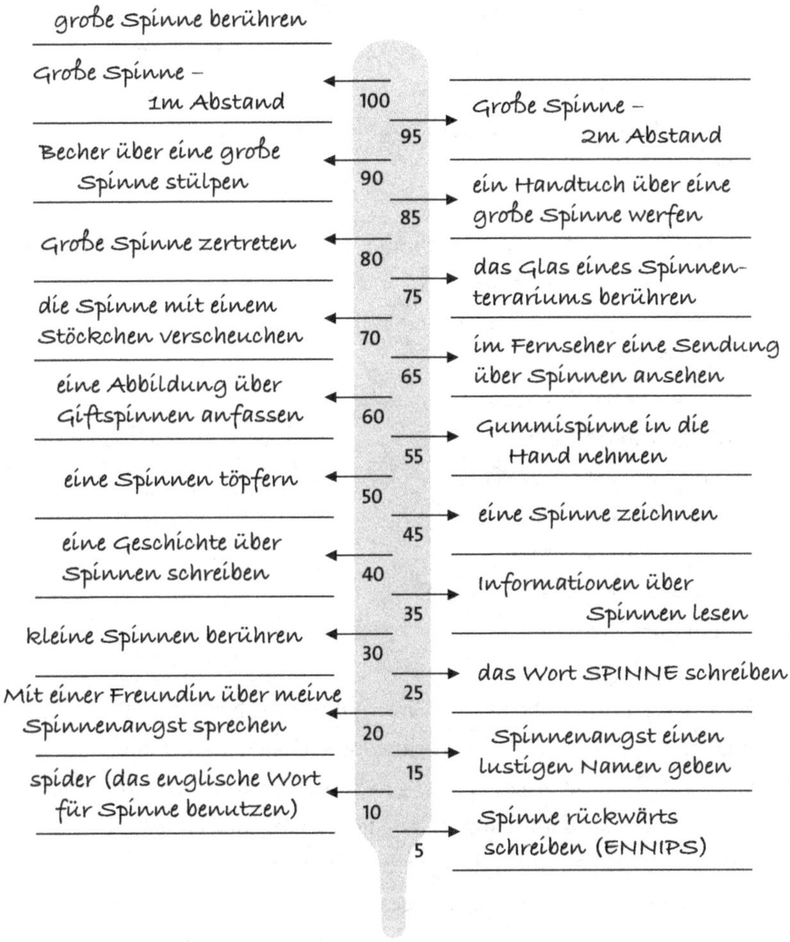

große Spinne berühren
Große Spinne – 1m Abstand
100
95
Große Spinne – 2m Abstand
Becher über eine große Spinne stülpen
90
85
ein Handtuch über eine große Spinne werfen
Große Spinne zertreten
80
75
das Glas eines Spinnenterrariums berühren
die Spinne mit einem Stöckchen verscheuchen
70
65
im Fernseher eine Sendung über Spinnen ansehen
eine Abbildung über Giftspinnen anfassen
60
55
Gummispinne in die Hand nehmen
eine Spinnen töpfern
50
45
eine Spinne zeichnen
eine Geschichte über Spinnen schreiben
40
35
Informationen über Spinnen lesen
kleine Spinnen berühren
30
25
das Wort SPINNE schreiben
Mit einer Freundin über meine Spinnenangst sprechen
20
15
Spinnenangst einen lustigen Namen geben
spider (das englische Wort für Spinne benutzen)
10
5
Spinne rückwärts schreiben (ENNIPS)

6.5.2 Übung: Entspannung PMR (Progressive Muskelentspannung)

Durch Entspannungsübungen können Sie sich die Konfrontation mit Angstsituationen erleichtern. Wenn es Ihnen gelingt, sich vor und in schwierigen Situationen zu entspannen, wird es Ihnen eher möglich sein, Stressreaktionen und Ängste zu verringern.

Entspannung hilft Ihnen also nicht nur, insgesamt ruhiger und gelassener zu werden, sie ermöglicht es Ihnen auch, sich auf Belastungssituationen besser vorzubereiten. Muskelentspannung ist eine Fertigkeit, welche Sie durch regelmäßige Übung erlernen können.
Möglicherweise kennen Sie schon die *Progressiven Muskel Relaxation nach Jacobson,* kurz PMR genannt, die wir Ihnen nun verkürzt vorstellen.

Bei der PMR werden nacheinander folgende Muskelpartien zuerst angespannt und dann entspannt:

- Hände, Finger, Unterarme
- Oberarme
- Stirne, Augen, Wangen
- Kiefer, Zunge, Lippen
- Schultern, Hals und Nacken
- Brust, Rücken, Bauch
- Gesäß und Unterleib
- Oberschenkel, Unterschenkel
- Füße und Zehen

Die Übung wird am besten im Sitzen durchgeführt, da in dieser Haltung ein besserer Transfer auf Alltagssituationen stattfinden kann als im Liegen. Bitte spannen Sie die genannten Muskelgruppen zunächst an und lassen sie dann langsam wieder locker. Dabei wird v. a. auf die unterschiedlichen Empfindungen zwischen An- und Entspannung sowie den allmählichen Übergang geachtet. Durch tägliches Üben können Sie nach sechs bis acht Wochen sicherlich schon die positive Wirkung der Entspannungsübungen spüren.
Sie können folgendermaßen mit offenen oder geschlossenen Augen beginnen:

Ballen Sie Ihre Hände zu Fäusten, so fest, dass Sie die Anspannung in Ihren Fäusten deutlich spüren können, ballen Sie die Fäuste noch etwas fester, sodass Sie vielleicht auch im Unterarm die Anspannung spüren. Halten Sie diese Anspannung und spüren Sie,
wie sich Anspannung anfühlt.
Lockern Sie nun die Hände im Zeitlupentempo ganz langsam und beobachten Sie den allmählichen Übergang von Anspannung zur Entspannung.
Öffnen Sie Ihre Fäuste ganz langsam, um den Unterschied zwischen An- und Entspannung schrittweise ganz bewusst wahrnehmen zu können.
Können Sie spüren, wie das Blut langsam und ganz allmählich wieder in Ihre Hände und Finger fließt? Manchmal ist auch ein Temperaturunterschied oder ein leichtes Kribbeln zu spüren.
Öffnen Sie die Hände ganz langsam weiter, genießen Sie die allmähliche Lockerung und Entspannung Ihrer Hände, bis Ihre Handinnenflächen wieder locker auf der Stuhllehne oder Ihren Oberschenkeln aufliegen.

Setzen Sie nun diese Übung fort mit der Anspannung der Oberarme, dann gehen Sie weiter zum Gesicht – Ihrer Stirne usw.

Eine ausführlichere Anweisung finden Sie in den beiden Bänden: Jacobson (2019) sowie in Bernstein & Borkovec (2021).

Möglichkeiten von Kurzentspannung

Falls Sie einmal nur wenig Zeit zur Verfügung haben sollten, können Sie auch für ca. fünf Minuten eine Kurzentspannung durchführen, indem Sie eine kleine *Reise durch Ihren Körper* machen und die o. g. einzelnen Muskelgruppen bewusst lockerlassen. Sie bringt Ihnen vielleicht kurzfristig ein wenig Ruhe – ersetzt aber leider das Einüben der PMR nicht.

Auch die Vorstellung eines *Ruhebildes* hat eine entspannende Wirkung

- Wie fühlt es sich für mich an, wie auf einer Wolke zu schweben?
- Können Sie sich vorstellen, in einer duftenden Blumenwiese zu lie-

gen, das Zwitschern der Vögel zu hören und in den blauen Himmel über sich zu blicken?

- Vielleicht können Sie versuchen zu spüren, ob Ihre Füße so fest auf dem Boden stehen, dass es sich anfühlt, als ob sie wie die Wurzeln eines Baumes mit der Erde unter Ihnen verbunden sind.
- Auch die Vorstellung eines entspannenden Urlaubsbildes kann Sie in einen entspannten Zustand in ihrem Alltag bringen.

Auch durch mehrmalige Wiederholung entspannender *Autosuggestionen* (am besten mindestens dreimal langsam wiederholen) können sich manche Menschen in einen entspannten Zustand versetzen:

- Ich … atme … ganz … ruhig … aus (3 x, auf jeden Atemzug … ein Wort).
- Ich spüre meinen Atem bis in den Bauch … den Rücken … die Füße … die Fingerspitzen …
- Ich lasse meine Schultern immer mehr und mehr locker nach unten hängen.
- Ich lasse meine Arme ganz schwer werden.
- Ich begrüße die Angst mit einem inneren Lächeln.

Auch die *Kurzentspannung nach Weitzman* ist sehr empfehlenswert, sie dauert nur sieben bis zehn Minuten (aus Görlitz 2020).

Besonderheit – bitte beachten:

»Eine Besonderheit stellt die Blut-, **Verletzungs- und Spritzenphobie** dar. Hier kommt es im Gegensatz zu allen anderen Angststörungen zu einer parasympathischen Reaktion mit Abnahme von Herzfrequenz und Blutdruck, die bis hin zur vasovagalen Synkope (Ohnmacht) reichen« (Rief et. al 2021, S. 111).

Deshalb liegt hier der Fokus auf dem *Verhindern der Ohnmacht.* Statt Entspannung wird hier die Methode der *Angewandten Anspannung* (Applied Tension) durchgeführt und eingeübt (S. 139).

7. Spezialfall Krankheitsangst

7.1 Erscheinungsbild

Der Jahresurlaub steht kurz bevor, und ausgerechnet jetzt melden sich zahlreiche Kollegen wegen einer Grippe krank.
Kurz vor den Semesterklausuren – auf die Sie sich konsequent vorbereitet haben – bekommt Ihr Mitbewohner einen Magen-Darm-Virus. Wer kennt in diesen Situationen nicht Gedanken wie: »Oh nein, hoffentlich erwischt es nicht auch mich!«
Im Gegensatz zu diesen kurzen und begründeten Sorgen oder Ängsten werden Menschen mit diagnostizierbarer Krankheitsangst oder Hypochondrie über Monate hinweg von großen Sorgen und Ängsten geplagt. Sie sind der festen Überzeugung, an einer schwerwiegenden Erkrankung zu leiden. Dabei ist das Ausmaß der Sorgen so groß, dass ein normales Alltagsleben nicht mehr möglich ist:

- aufgrund der emotionalen Belastung – die Sorgen und Ängste führen nicht selten zu depressiven Verstimmungen und wahren Todesängsten;
- aufgrund des sogenannten »Body Checkings«, d.h. wiederholtes Überprüfen des eigenen körperlichen Gesundheitszustandes – Betroffene wirken abgelenkt und unkonzentriert;
- aufgrund des ständigen Sprechens über die eigene vermeintliche Erkrankung – Familienangehörige und Freunde reagieren zunehmend ungeduldig und gereizt;
- aufgrund wiederholter Arzt- und Klinikbesuche und medizinischer Untersuchungen – diese nehmen Zeit und Aufmerksamkeit in Anspruch, kollidieren nicht selten mit beruflichen oder privaten Terminen.

Alle Methoden, sich selbst zu beruhigen, beispielsweise durch Gespräche mit Angehörigen oder medizinische Untersuchungen führen jedoch nur zu einer kurzen Erleichterung.

7.2 Fallbeispiel

»Frau A., eine zarte Frau, zweifache Mutter, kommt im Alter von 34 Jahren erstmals zur Therapie. Sie leide unter unerklärlichen körperlichen Symptomen, insbesondere Kribbeln in den Beinen, ein allgemeines Schwächegefühl usw. Die Symptome haben nach der Geburt ihres zweiten Kindes begonnen. Sie sei glücklich verheiratet, könne bei den beiden Kindern zu Hause bleiben. Ihr Mann sei selbständig, dadurch beruflich extrem eingespannt. Er habe aus erster Ehe zwei weitere Kinder. Hier gebe es immer wieder »Stress«, die Exfrau ihres Mannes würde ihm immer wieder das Jugendamt »auf den Hals hetzen«. Sie fühle sich daher oft unter Druck, alles »perfekt« machen zu müssen, um ihren Mann auf keinen Fall zu belasten.

Trotz zahlreicher Untersuchungen haben die Ärzte keinerlei Hinweise auf die Ursache der Symptome finden können. Da die Beschwerden immer häufiger aufgetreten seien, habe sie dann befürchtet, an einem Hirntumor zu leiden. Nachdem dies ausgeschlossen worden war, habe sie den Ärzten gegenüber auf eine mögliche Multiple Sklerose bzw. ALS (amyotrophe Lateralsklerose) hingewiesen. Auch diese Diagnosen hätten die Ärzte zwischenzeitlich ausgeschlossen. Geblieben seien aber ihre körperlichen Symptome, die Schwäche und Erschöpfung sowie ihre Sorgen und Ängste, an einer schweren, unheilbaren und tödlichen Krankheit zu leiden.

Von den Ärzten fühle sie sich inzwischen nicht mehr ernst genommen. Schließlich würde sie sich die körperlichen Symptome doch nicht nur einbilden! Sie habe daher begonnen, im Internet zu recherchieren und Kontakt zu anderen Praxen und Experten auszunehmen, in der Hoffnung, dass diese ihr weiterhelfen können. Für die Arztbesuche und Untersuchungen würde sie teilweise mehrere hundert Kilometer weit fahren. Ihren Alltag würde sie dagegen immer weiter einschränken, aus Angst, zu stürzen oder sich in der Öffentlichkeit »daneben zu benehmen«. Im Haushalt und in der Familie habe sie das Gefühl, eine Last zu sein und auch als Mutter nicht mehr richtig zu »funktionieren«. Selbst im Spiel mit ihren Kindern sei sie nie ganz bei der Sache, sondern gedanklich

meist beim Thema Krankheit. Den gemeinsamen Familienurlaub, den ihr Mann geplant hatte, hätten sie storniert: aus Sorge vor einer Verschlechterung im Ausland, auch weil sie nicht weiß, wie sie dort den nächsten Arzt oder ein Krankenhaus erreichen könnte.
Ständig sei sie mit ihren Gedanken bei einer möglichen Erkrankung; dann wären wieder die Sorgen da, dass ihre Kinder als Halbwaisen aufwachsen würden. Immer wieder würde sie völlig unvorhersehbar in Tränen ausbrechen.

7.3 Diagnostische Kriterien

Auch für die Krankheitsangst oder Hypochondrie gibt es wesentliche Kriterien, die eine Diagnose ermöglichen. Diese sind in der folgenden Tabelle zusammenfasst. Sollten Sie bei sich Hinweise auf ein solches Störungsbild finden, können Ihnen die anschließenden Übungen bereits die ersten Schritte zur Selbsthilfe ermöglichen.

Kriterium A – Auslöser		
Sind Sie der festen Überzeugung, an einer schweren Krankheit zu leiden, obwohl alle ärztlichen Untersuchungen keinen organischen Befund ergeben haben?	JA ○	NEIN ○
Besteht diese Überzeugung schon seit mindestens 6 Monaten oder länger?	JA ○	NEIN ○
Ergänzung Um welche Erkrankung(en) handelt es sich dabei Ihrer Meinung nach? ………………………………………………………………………………		
Kriterium B – Symptome **Obwohl zahlreiche Untersuchungen bei verschiedenen Fachärzten eine körperliche Erkrankung ausgeschlossen haben, …**		
… suchen Sie wegen Ihrer Sorgen und Befürchtungen im Hinblick auf diese Erkrankung(en) immer wieder Ärzte auf oder fordern Sie nach Untersuchungen?	JA ○	NEIN ○

... sind Sie nur kurzfristig erleichtert, wenn bei den medizinischen Untersuchungen keine körperlichen Ursachen für Ihre Beschwerden gefunden werden?	JA ○	NEIN ○
... hält diese Erleichterung aber nur kurz an und kommen Ihnen mit zunehmendem zeitlichem Abstand zur Untersuchung wieder Zweifel, ob doch eine körperliche Ursache vorliegen könnte?	JA ○	NEIN ○
... suchen Sie weiterhin Ärzte (zum Teil desselben Fachgebiets auf), um sich weitere Meinungen einzuholen bzw. die Untersuchungen erneut durchführen zu lassen?	JA ○	NEIN ○
Kriterium C – Bewertung / Selbsteinschätzung		
Verspüren Sie durch die Symptome selbst oder durch die Sorge, schwer erkrankt zu sein, einen hohen Leidensdruck?	JA ○	NEIN ○
Werden Sie durch diese Sorgen in Ihrem Alltag beeinträchtigt?	JA ○	NEIN ○
Kriterium D – Differenzialdiagnose		
Beziehen sich Ihre Sorgen und Ängste ausschließlich auf eine schwere körperliche Erkrankung?	JA ○	NEIN ○
Kriterium E – Andere Ursachen		
Gibt es andere alternative Erklärungen für die Symptome, z. B. eine andere psychische Erkrankung?	JA ○	NEIN ○

7.4 Behandlungsansätze und -ziele

Der Übergang von einer angemessenen Krankheitsangst – die uns ja zum Beispiel auch veranlasst, ärztliche Kontrolltermine wahrzunehmen – und einer diagnostizierbaren Hypochondrie sind eher quantitativer als qualitativer Natur. Auch situative Faktoren, z. B. eine Krebserkrankung im nahen Freundeskreis oder die Unsicherheit aufgrund der Corona-Pandemie können unsere eigene Sensibilität und Ängstlichkeit im Hinblick auf Erkrankungen vorübergehend erhöhen.
Für eine behandlungsbedürftige Angst sprechen neben dem Vorhandensein der oben genannten Kriterien außerdem:

- Sie ziehen sich immer mehr zurück, weil Sie sich bzw. Ihrem Körper nicht mehr trauen.
- Sie können die schönen Dinge des Lebens nicht mehr genießen, weil die Sorge alles überlagert.
- Sie schonen sich immer mehr, weil Sie sich körperlich nicht mehr als belastbar erleben.
- Recherche und Selbstdiagnostik mit Hilfe des Internets nehmen immer mehr Zeit in Anspruch und führen dabei zu noch mehr Verunsicherung.
- Das Thema »Erkrankung« steht im Gespräch mit Freundinnen und der Familie auf Platz 1, diese reagieren jedoch inzwischen nur noch mit Ungeduld und Unverständnis.
- Von Ärzten und anderen medizinischen Berufsgruppen fühlen Sie sich unverstanden und nicht ernst genommen.

Inwiefern kann Ihnen eine Psychotherapie oder entsprechende therapeutische Übungen helfen, wieder zu einer »natürlichen« Krankheitsangst zu gelangen?

- Sie können lernen, wie Ihre Aufmerksamkeit die Wahrnehmung von körperlichen Symptomen verstärkt. Und: wie Sie Ihre Aufmerksamkeit so lenken können, dass Sie sich von störenden Körperempfindungen weniger beeinflussen lassen.
- Sie können Auslöser für normale körperliche Stressreaktionen kennenlernen und deren Zusammenhang mit Ihrer Krankheitsangst bzw. wie diese sich wechselseitig aufschaukeln.
- Sie können Ihre eigenen Erwartungen über die Funktionsweise Ihres Körpers prüfen und verändern und damit beeinflussen, wie Sie kleine »Fehlfunktionen« beurteilen.
- Sie können neben den kurzfristigen Vorteilen von Sicherheitsverhalten (z. B. Bodychecking, Arztbesuche …) auch die langfristigen Nachteile objektiver bewerten und zunehmend auf diese Verhaltensweisen verzichten.
- Sie können sich auf unterschiedlichen Wegen mit Ihrer Angst konfrontieren und lernen, diese schrittweise zu reduzieren.

7.5 Therapie- und Übungsmaterialien

7.5.1 Übung: Sinnesspaziergang

Wie im theoretischen Teil beschrieben, neigen Menschen mit Krankheitsängsten dazu, ihre Aufmerksamkeit auf körperliche Missempfindungen zu konzentrieren. Diese Wahrnehmungen werden besonders in den Fokus gerückt, quasi wie mit einem hellen Bühnenscheinwerfer ausgeleuchtet. Nichts wird übersehen, jedes noch so kleine Detail und jede noch so kleine Befindlichkeit werden im hellen Scheinwerferlicht genauestens sichtbar.

Aber was würde passieren, wenn wir unseren »Aufmerksamkeitsscheinwerfer« in eine andere Richtung lenken? Wäre es möglich, die angstauslösenden Empfindungen dadurch an den Rand unserer Wahrnehmungsbühne zu rücken? Können wir uns diese gute Beobachtungsgabe als Strategie gegen die Krankheitsangst zunutze machen? Ja! Und genau darauf zielt die folgende Übung ab.

Als Menschen haben wir verschiedene Sinneskanäle zur Verfügung, um unsere Umwelt wahrzunehmen. Wir sehen, hören, fühlen, schmecken und riechen. All diese Sinne bilden gemeinsam unseren Aufmerksamkeitsscheinwerfer. Zwar nehmen wir auch wahr, was außerhalb des Scheinwerferkegels passiert, aber eben nicht so deutlich.

Planen Sie für die folgende Übung mindestens 30 Minuten ein. Im Idealfall führen Sie sie allein durch. Sollte Sie jemand begleiten, so einigen Sie sich vorher darauf, erst nach Abschluss der Übung wieder zu sprechen und sich über Ihre Erfahrungen auszutauschen.

Beginnen Sie Ihren Sinnesspaziergang, indem Sie in Gedanken alles benennen:

- Was sehen Sie gerade:
  Welche Gegenstände, Personen, Tiere, Pflanzen sind um Sie herum? Welche Farben sehen Sie? Gibt es eine Farbe, die besonders häufig vorkommt? Eine Farbe, die Ihnen besonders gut gefällt? Gibt es Formen, die überwiegen? Nehmen Sie Dinge, Farben … im hellen Sonnenlicht anders wahr als im Schatten?

- Was hören Sie gerade:
  Welche Geräusche nehmen Sie wahr? Stammen diese von Menschen, Gegenständen oder aus der Natur? Sind die Quellen direkt in Ihrer Nähe oder kommt das Geräusch aus der Ferne? Verändert es sich, indem Sie sich darauf zu bewegen oder es hinter sich lassen? Ist das Geräusch auf einem Ohr lauter? Ist es laut oder leise, hell oder dunkel, durchgängig oder abgehackt?
- Was fühlen Sie gerade:
  Ist es kalt oder warm? Spüren Sie den Wechsel von Sonne und Schatten? Empfinden Sie dies überall gleich? Spüren Sie den Wind? Wo genau an Ihrem Körper? Spüren Sie Ihre Kleidung? Den Weg unter Ihren Fußsohlen? Ist er eben oder holprig? Steigt er an oder ist er abschüssig?
- Was riechen oder schmecken Sie:
  Nehmen Sie gerade intensive Gerüche oder nur sehr leichte Düfte wahr? Sind diese nur kurz und flüchtig und ziehen an Ihnen vorüber? Oder umgeben diese Sie dauerhaft? Wie riecht der Wald, die Wiese, Ihre Wohnung, die Stadt …? Riechen Sie ein Parfüm, wenn jemand an Ihnen vorübergeht? Wird irgendwo Essen zubereitet und können Sie das riechen? Wie ist momentan der Geschmack in Ihrem Mund? Haben Sie noch Geschmacksspuren eines Getränkes oder eines Lebensmittels auf der Zunge oder den Lippen? Haben Sie eine Lippenpflege verwendet, die einen leichten Geschmack hinterlässt? Oder entdecken Sie noch etwas Pfefferminze vom Zähneputzen? Welche Geschmacksrichtungen können Sie noch entdecken?

Nehmen Sie sich Zeit, damit Ihr Scheinwerfer Ihre Umgebung gut ausleuchten kann. Als Faustregel gilt: 20–20–10–5–5, d. h. beschreiben Sie zwanzig Details, die Sie sehen bzw. hören, zehn Empfindungen, die Sie fühlen und jeweils fünf Nuancen, die Sie schmecken oder riechen. Weitere Übungen zur Aufmerksamkeitslenkung bei Krankheitsängsten finden sich auch in Bleichhardt & Weck (2010).

7.5.2 Übung: Neubewertung körperlicher Symptome

Wie im Fallbeispiel dargestellt, berichten viele krankheitsängstliche Menschen, mit ihren körperlichen Symptomen irgendwann nicht mehr ernst genommen zu werden: »Ach komm, das bildest du dir doch alles nur ein!«

In dieser Übung geht es darum, die unangenehmen körperlichen Beschwerden nicht »wegzureden«, sondern zu überlegen, ob es möglich ist, diese anders zu bewerten. Dabei sollen Sie folgendermaßen vorgehen:

Symptom	Krankheitsbezogenen Interpretation	Alternative Interpretationen
Ich merke immer wieder so ein Stechen und Druck in der Magengegend.	Bestimmt bekomme ich Magenkrebs!	Trinke ich vielleicht gerade zu viel Kaffee? Der Schlafmangel durch das Baby geht mir auf den Magen. Ich esse ganz anders, als ich das sonst gewohnt bin. Die Kleine liegt oft stundenlang bei mir auf dem Bauch. Vielleicht hat mein Bauch das schon immer gemacht – ich hatte nur nie die Zeit, darauf zu achten!?

- Notieren Sie in der ersten Spalte ein körperliches Symptom, das Sie an sich selbst wahrgenommen haben.
- Ergänzen Sie dann in der zweiten Spalte, was dieses Symptom für Sie für eine Bedeutung hat, wie Sie es interpretieren oder bewerten.
- In der dritten Spalte haben Sie Platz für alle möglichen alternativen Bewertungen, die theoretisch möglich sind. Dabei geht es zunächst darum, so viele mögliche Interpretationen zu sammeln, wie Ihnen nur einfallen – ganz unabhängig davon, ob Sie zum jetzigen Zeitpunkt schon überzeugt davon sind oder nicht.

Sollte es Ihnen schwerfallen, spontan neue Bewertungen zu finden, können Sie sich durch einen Perspektivwechsel helfen. Fragen Sie sich folglich nicht »Wie könnte ich dieses Symptom jetzt im Augenblick für mich anders interpretieren?«, fragen Sie sich stattdessen:

- Welche Bedeutung hätte dieses Symptom bei einer anderen Person, die z. B. deutlich jünger/älter ist, ein anderes Geschlecht hat, aus einem anderen kulturellen Hintergrund stammt?
- Wie würde ich das Symptom einem Kind gegenüber erklären?
- Wie würde ich das Symptom in zwanzig Jahren im Rückblick bewerten?
- Welche Interpretationen oder Erklärungen würde ich bei einem Tier heranziehen?
- Welche verschiedenen Erklärungen könnten Sie einem Außerirdischen anbieten?
- Wie würden Sie bei Ihrem Lieblingsmenschen reagieren?

• Nachdem Sie alle möglichen Alternativerklärungen gesammelt haben, geben Sie im nächsten Schritt an, für wie wahrscheinlich Sie diese zum jetzigen Zeitpunkt halten. Nutzen Sie ein Tortendiagramm, um sich die einzelnen Gewichtungen noch einmal ganz bewusst zu machen! Dabei geht es darum, den unterschiedlichen Erklärungsansätzen, die Sie entdeckt haben, auch unterschiedlich große »Tortenstücke« zuzuordnen. Je größer die Überzeugungskraft ist, die eine mögliche Erklärungsalternative für Sie ganz persönlich besitzt, umso größer darf auch das Tortenstück werden!

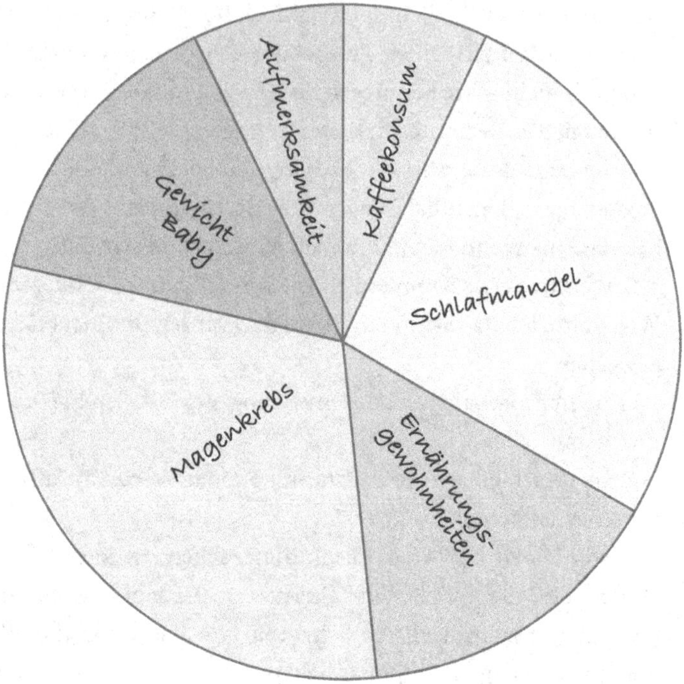

7.5.3 Übung: Dialog mit dem Körper

George Bernard Shaw wird folgender Satz zugesprochen: *Ein ungeübtes Gehirn ist schädlicher für die Gesundheit als ein ungeübter Körper.* Tatsächlich gehen Krankheitsängste oft mit einem Denkmuster einher, das sehr stark »alles oder nichts« bzw. »schwarz oder weiß« ist. Anders ausgedrückt: Entweder bin ich ganz gesund und komplett symptomfrei oder ich bin schwer krank. Das heißt, krankheitsängstliche Personen haben den Anspruch, dass ihr Körper nie irgendwelche Beschwerden zeigen darf, sondern immer zu 100% problemlos funktionieren muss. Nicht selten kommt hinzu, dass Betroffene ihrem Körper nicht mehr vertrauen, ihn als »Ärgernis« erleben, mit ihrem körperlichen Befinden hadern. Statt sich also jeden Tag über das Wunderwerk unseres Körpers zu freuen, könnten beispielsweise folgende Gedanken auftauchen:

- Jetzt hör doch endlich auf (z. B. mit den Schmerzen), ich kann mich gar nicht konzentrieren!
- Das ist doch wieder typisch. Immer machst du nur Ärger!
- Ich hab echt die Nase voll von dir und (z. B. den Magenbeschwerden). Alle anderen sind doch auch fit und gesund.

Stellen Sie sich einmal vor, jemand würde täglich so mit Ihnen sprechen. Würden Sie selbst mit einer guten Freundin oder einem guten Freund so reden? Würden Sie so auf – beispielsweise – störendes Verhalten eines Kindes reagieren?
Die nachfolgenden Sätze sollen Ihnen helfen, wieder in einen liebevolleren Kontakt mit Ihrem Körper zu gelangen.

So gehen Sie dabei vor:

- Lesen Sie alle Sätze zunächst einmal durch.
- Lesen Sie sich dann jeden Satz einzeln laut vor, schließen Sie kurz die Augen und prüfen Sie, was dieser Satz in Ihnen auslöst. Spüren Sie dabei ganz genau in sich hinein: Die erste spontane Reaktion kann nämlich ganz schnell wieder von den kritischen Denkmustern zur Seite geschoben werden (»Das ist ja alles schön und gut, aber ich kann ja wohl erwarten, dass mein Körper …).
  Machen Sie sich bewusst, dass es jetzt nicht auf ein »richtig« oder »falsch« ankommt, sondern nur auf Ihr subjektives Wohlbefinden.
- Alle Sätze, die Sie ansprechen, markieren Sie mit einem Kreuz.
- Gehen Sie die ausgewählten Sätze noch einmal durch und prüfen Sie, ob Sie diese mit kleinen Änderungen in der Wortwahl noch angenehmer und passender formulieren können.

Nehmen Sie sich vor, diesen Dialog mit dem Körper regelmäßig in Ihren Alltag einzubauen. Ein guter Zeitpunkt ist es, wenn Sie sich zum Beispiel schon morgens mit diesen positiven Sätzen begrüßen können. Vielleicht passt es für Sie auch besser am Abend – nachdem Ihr Körper Sie durch den ganzen Tag begleitet hat –, sich so zu bedanken und den Tag zu beschließen? Oder Sie haben feste Rituale (z. B. eine

Meditationseinheit, einen Spaziergang), an die Sie diese Übung anknüpfen können.

- ○ Du bist mein Körper: Du bist mein einzig wahrer Besitz.
- ○ Du begleitest mich jeden Tag und erlaubst mir unzählige Dinge.
- ○ Nur du machst es mir möglich, jeden Tag die Welt zu erleben.
- ○ Du bist einzigartig.
- ○ Ich bin froh, dass es dich gibt.
- ○ Ich war in der Vergangenheit nicht immer gut zu dir.
- ○ Ich habe dir viel abverlangt.
- ○ Ich habe mich nicht immer zuverlässig um dich gekümmert.
- ○ Du bist keine Maschine.
- ○ Auch du brauchst manchmal eine Auszeit.
- ○ Wenn du mit .... (Symptom) reagierst, hast du sicherlich nicht die Absicht, mich zu ärgern.
- ○ Vielleicht möchtest du mir etwas sagen?
- ○ Gibt es etwas, wobei oder womit ich dir helfen kann?
- ○ Ich bin dankbar für jeden Tag, den ich mit dir verbringen darf.
- ○ Du bist mein Körper: Kein anderer könnte so wie du zu mir gehören.
- ○ Du bist mein Körper: Mit allem, was du bist und wie du bist, will ich dich annehmen.
- ○ ....
- ○ ....
- ○ ....

8. Spezialfall: Prüfungsangst

8.1 Erscheinungsbild

- Das Gedicht für den Nikolaus aufsagen beim Kindergartenweihnachtsfest.
- Das Vorspiel beim Sommerkonzert der Musikschule.
- Die Matheprobe, die über das Bestehen des Klassenzieles entscheidet.
- Das Wochenendseminar zum Gruppenleiter des Sportvereins.
- Die praktische Fahrprüfung.
- Das Probearbeiten für den Ausbildungsplatz.

So unterschiedlich die oben genannten Situationen sind und so wichtig oder unwichtig sie uns von außen betrachtet erscheinen mögen – bei allen handelt es sich um Prüfungen. Sie sind mit Vorbereitungen, Hoffnungen und Ängsten verknüpft. Grundsätzlich handelt es sich bei Angst, Anspannung, Unsicherheit und Nervosität im Zusammenhang mit Prüfungen um ganz normale Gefühle und Zustände. Tatsächlich ist es so, dass ein geringes und mittleres Ausmaß an Angst und Anspannung sich als hilfreich erwiesen hat: Wir sind motivierter, uns vorzubereiten, sind in der Prüfungssituation hochkonzentriert und fokussiert. Aber nicht selten nimmt die Angst vor Prüfungen ein solches Ausmaß an, dass die allgemeine Lebensqualität darunter leidet und die betreffende Person ohne Hilfe nicht mehr gut damit umgehen kann.

8.2 Fallbeispiel

»*Frau O. kommt im Alter von 22 Jahren erstmals in unsere Praxis. Sie studiert im vierten Semester an der Universität. Im Erstgespräch berichtet sie, dass sie befürchte, ihr Studium nicht in der Regelstudienzeit oder gar nicht beenden zu können. Sie habe enorme Prüfungsängste, habe immer wieder Prüfungen verschoben, ausfallen lassen, habe sich vom Hausarzt ein Attest geholt oder, soweit es möglich war, Klausuren,*

Referate oder mündliche Prüfungen durch Hausarbeiten ersetzt. Dies sei aufgrund des Studienplans jetzt nicht mehr möglich. Zudem würde bald ein Praxissemester von ihr erwartet. Auch vor den hierfür notwendigen Bewerbungsgesprächen habe sie große Angst.

Sie gibt an, dass es nicht an mangelnder Vorbereitung liege. Sie habe sich in einer Lerngruppe organisiert, sei regelmäßig mit ihren Kommilitonen in der Bibliothek zum Lernen verabredet. Im Austausch mit den anderen sei es meistens sie, die Fragen beantworten und Unklarheiten ausräumen kann. Im Gegensatz zu den anderen sei sie sehr fleißig: Sie würde oft noch weiterlernen, wenn die anderen eine Kaffeepause machten. Auch auf ihren Sport und die meisten Treffen mit Freunden würde sie in der Prüfungsvorbereitung verzichten, um keine Zeit zu vergeuden. Auch zu Hause würde sie versuchen, noch weiterzulernen. Oft sei ihr Kopf dann aber wie »leergefegt«. Sie könne es dann in ihrem Zimmer nicht mehr aushalten, würde in die WG-Küche gehen und planlos zu essen anfangen. Abends käme sie nicht zur Ruhe, könne nicht einschlafen, würde oft so nervös, dass sie in Tränen aufgelöst bei ihrer Mutter anrufe, um sich von ihr beruhigen zu lassen.

Im Laufe der Gespräche zu ihrer Lebensgeschichte wird deutlich, dass Frau O. Angst hat, ihre Eltern durch mangelhafte Leistungen im Studium zu enttäuschen. Sie empfindet einen hohen Leistungsdruck, da sie als Erste in der Familie studieren kann. Ihre Eltern sind darauf sehr stolz, können ihr andererseits in der für sie »fremden Welt« des Studiums und der Universität keine Unterstützung sein. Frau O. hatte bislang nach eigenen Angaben keine »Versagenserlebnisse«: Sie musste nie eine Prüfung wiederholen, ist nie durchgefallen. In der Grundschule wurde ihr von der Klassenlehrerin vermittelt, sie sei zwar fleißig, aber langsamer im Lernen als die anderen Kinder. Bereits in den ersten Schuljahren war es ihre größte Angst, vor der Klasse etwas vorlesen zu müssen.

8.3 Diagnostische Kriterien

Die meisten von uns kennen Unruhe, Nervosität, Ängstlichkeit oder Anspannung im Zusammenhang mit Prüfungssituationen. Gerade hier ist also die Unterscheidung schwierig, ob es sich um eine ganze normale Angst handelt oder eine krankheitswertige Prüfungsangst. Die folgenden Kriterien können Ihnen eine erste Einschätzung ermöglichen.

Kriterium A – Auslöser		
Passiert es Ihnen häufiger, dass sie schon Wochen und Monate vor einer Prüfungen Angst verspüren?	JA ○	NEIN ○
Kriterium B – Symptome		
Treten dabei mindestens 2 der folgenden Symptome auf ? • Herzrasen, Schwitzen, Zittern, Mundtrockenheit • Atemprobleme, Beklemmungsgefühl, Druck auf der Brust • Übelkeit, Durchfall, Appetitlosigkeit • Schwindel, Unwirklichkeit • Angst vor Kontrollverlust, Angst zu sterben • Hitzewallungen, Kälteschauer • Taubheit, Kribbeln • Schlafstörungen	JA ○	NEIN ○
Kriterium C – Selbsteinschätzung / Grad der Belastung		
Haben Sie aufgrund Ihrer Ängste schon Prüfungstermine abgesagt oder verschoben?	JA ○	NEIN ○
Wurden Sie schon von Freunden oder Angehörigen auf Ihre Ängste angesprochen?	JA ○	NEIN ○
Sind Ihre Prüfungsängste so stark, dass Sie sie im alltäglichen Leben deutlich einschränken?	JA ○	NEIN ○
Werden in der Prüfung Ihre Ängste so stark, dass Sie sich kaum konzentrieren können, weniger sagen oder schreiben, als Sie eigentlich aufgrund Ihrer Vorbereitung wissen?	JA ○	NEIN ○

Kriterium D – Differenzialdiagnose		
Betreffen Ihre Ängste ausschließlich schriftliche, mündliche oder praktische Prüfungen?	JA ○	NEIN ○
Ergänzung: Sind alle Prüfungstypen gleichermaßen betroffen?		
Kriterium E – Andere Ursachen		
Gibt es andere alternative Erklärungen für die Symptome z. B. eine andere psychische Erkrankung?	JA ○	NEIN ○

Die Prüfungsangst wird in den großen diagnostischen Manualen nicht als eigenständige Angstdiagnose geführt. Sie kann – je nach Ausprägung – zu den Sozialen Phobien (v. a. bei mündlichen Prüfungen) oder zu den spezifischen Phobien gezählt werden. Dementsprechend gibt es keine standardisierten diagnostischen Kriterien. Die oben aufgeführten Fragen stellen nur eine mögliche diagnostische Annäherung dar, um Ihnen eine Einschätzung zu ermöglichen. Da es sich um eine häufige Angstform handelt, die viele Betroffene ein Leben lang in den unterschiedlichsten Lebensbereichen begleitet und einen enormen Leidensdruck mit sich bringt, haben wir uns entschieden, sie als eigenständiges Kapitel in unser Selbsthilfebuch aufzunehmen.

8.4 Behandlungsansätze und -ziele

»Hauptsache, ich bringe es irgendwie hinter mich!«, denken viele prüfungsängstliche Menschen – und vergessen dabei oft, dass nach der Prüfung in den meisten Fällen vor der Prüfung ist. Und wie ganz am Anfang des Kapitels erwähnt, begegnen uns Prüfungen eben nicht nur im schulischen Setting, sondern unser Leben lang!

Sie sollten sich mit Ihrer Prüfungsangst beschäftigen, wenn Sie feststellen, dass

- es sich um *anhaltende*, deutlich spürbare Ängste handelt,
- Ihre Ängste – auch nach eigenem Ermessen – *übertrieben* sind,
- die Ängste bereits *deutlich vor dem eigentlichen Ereignis*, Wochen

und Monate vor dem Prüfungstermin, d. h. bereits in der Vorbereitungsphase beginnen,

- Sie aufgrund Ihrer Ängste anfangen zu vermeiden und dadurch wesentliche *Nachteile* in Kauf nehmen, z. B. indem Sie mit der Vorbereitung zu spät beginnen oder zu Prüfungen gar nicht antreten,
- Ihre *Lebensqualität* unter den Ängsten und deren Konsequenzen leidet, etwa dauernde Magenbeschwerden und Schlafprobleme oder Unfähigkeit zu genießen oder sich zu freuen.

Worauf zielt eine therapeutische Behandlung von Prüfungsängsten ab? Grundsätzlich lassen sich Ansatzpunkte sowohl in der Vorbereitungsphase als auch in der eigentlichen Prüfungssituation festmachen.

- Liegt den Prüfungsängsten ein allgemeines Motivationsproblem zugrunde oder ein generelles Selbstwertproblem?
- Hat die Person genug Wissen über ihre individuellen Lernstrategien und kann diese erfolgreich und ausdauernd anwenden? Kennt sie ihren persönlichen Lernrhythmus, ihre Belastungsgrenze?
- Wird im Rahmen der Prüfungsvorbereitung ausreichend für Ausgleich gesorgt über Schlaf, Bewegung, angenehme Aktivitäten, Kontakte und bewusste Ernährung?
- Stellen dysfunktionale Gedanken über die eigenen Fähigkeiten, die Vorbereitung oder die Prüfungssituation ein Hindernis dar?

Neben den im Anschluss dargestellten Übungen finden Sie weitere Strategien zum Umgang mit Prüfungsängsten sowie Informationen zu Formen und Entstehung von Leistungsängsten u. a. bei Eschenröder (2021).

8.5 Therapie- und Übungsmaterialien

8.5.1 Übung: Prüfungsängstliche Gedanken und hilfreiche Alternativen

Was genau an oder in einer Prüfungssituation als besonders bedrohlich oder gefährlich – sprich: beängstigend – erlebt wird, ist individuell sehr unterschiedlich. Ist es die Angst durchzufallen? Vor einem Blackout? Sich vor dem Prüfer zu blamieren? Ins Stammeln zu kommen? Vor der Note? Andere zu enttäuschen? Als Versager dazustehen?

Wollen wir im Folgenden mit hinderlichen Gedanken arbeiten, ist es unerlässlich, die eigenen »Prüfungsgedanken« zunächst kennenzulernen. Gedanken, die uns oft beschäftigen, sind jedoch nicht immer leicht greifbar. Sie tauchen wie Blitzlichter in unserem Kopf auf und sind ebenso schnell verschwunden. Vergleichen Sie es mit folgender Rechnung: 2 + 2 = …

Ebenso schnell wie Ihnen jetzt das Ergebnis durch den Kopf geschossen ist, kann es mit Ihren prüfungsängstlichen Gedanken sein. Auch bei der kleinen Rechnung müssen Sie nicht lange überlegen, an den Fingern abzählen, Pro und Kontra abwägen oder konzentriert überlegen, ob nicht vielleicht doch 17 die Lösung sein könnte. Im Gegensatz zu der neutralen Rechnung gehen die negativen Prüfungsgedanken jedoch mit dem Gefühl der Angst einher und können uns dadurch, selbst wenn es nur Blitzlichter sind, enorm belasten.

Um Ihre »Prüfungsgedanken« zu beobachten, nehmen Sie sich einen Moment Zeit, in dem Sie sich in eine Prüfungssituation hineinversetzen. Dies kann die letzte Situation sein, die Sie erlebt haben, oder eine länger zurückliegende, die jedoch so belastend war, dass Sie Ihnen im Gedächtnis geblieben ist. Rufen Sie sich diese Situation möglichst genau und lebendig in Ihre Erinnerung:

Um welche Prüfung handelte es sich? Wann bemerkten Sie Ihre Angst besonders intensiv? Wo hielten Sie sich gerade auf? Waren andere Personen anwesend? Haben Sie sich mit Ihnen über die Prüfung unterhalten? Welche Geräusche, Gerüche … waren wahrnehmbar? Wie war Ihre allgemeine Stimmung? Ihre körperliche Verfassung?

Fragen Sie sich jetzt: Was ging mir in dieser Situation durch den Kopf? Wie habe ich in dieser Situation über die Prüfung bzw. mich gedacht? Wie habe ich in Gedanken mit mir selber gesprochen?

Notieren Sie alle Gedanken, die in diesem Zusammenhang auftauchten, in der Tabelle. Beispielhaft haben wir einige Gedanken schon eingetragen.

Hinderlicher, prüfungsängstlicher Gedanke
Ich schaffe das alles nicht! So viel kann ich mir nie merken ...
Wenn ich jetzt versage, geht mein ganzes Leben den Bach runter!
Ich kriege bestimmt einen Blackout ...
Ich werde kein Wort rauskriegen, und der Prüfer wird völlig genervt sein.
Alle werden von mir enttäuscht sein.

Gehen Sie im nächsten Schritt Ihre gesammelten Gedanken durch und stellen Sie sich dabei folgende Fragen:

- Wie wirkt dieser Gedanke auf mich? Werde ich dadurch motiviert und angespornt? Fühle ich mich ruhiger und kompetent? Oder führt er dazu, dass ich mutlos werde, mich selbst blockiere?
- Ist dieser Gedanke so korrekt? Ist er logisch? Was spricht für oder gegen diesen Gedanken?
- Würde ich diesen Gedanken anderen gegenüber äußern? Stelle ich an andere dieselben Ansprüche? Würde ich so versuchen, eine Freundin oder einen Freund mit Prüfungsangst zu unterstützen?

Es geht also nicht darum, dass alle Ihre Gedanken völlig falsch und komplett abwegig sind! Es geht auch nicht darum, alles durch die »rosarote Brille« zu betrachten! Es geht darum, eine neutrale und hilfreiche Position zu finden. Im nächsten Schritt versuchen wir, alternative Gedanken zu formulieren, die Sie als hilfreich und unterstützend erleben:

Beispiel 1:

- Gedanke: Ich schaffe das alles nicht. So viel kann ich mir nie merken.
- Überprüfen: Nein, so trägt das nicht zu meiner Motivation bei. Da kann ich ja auch gleich aufgeben! Muss ich denn alles schaffen? Kann ich vielleicht etwas weglassen? Was ist überhaupt mit »alles« gemeint? Diese Prüfung, den Stoff oder das ganze Studium? Geht es nur darum, mir alles zu merken – oder darum, es zu verstehen und anwenden zu können?
- Alternative: Ich schaffe vielleicht nicht, alles auswendig zu lernen, aber das erwartet auch niemand. Ich habe schon eine gute Grundlage und werde mich trotz meiner Angst weiter anstrengen, mein Bestes zu geben. Darauf kann ich dann echt stolz sein!
- Bewertung: 7 (klingt schon sehr gut, überzeugt mich, die Formulierung am Schluss ist toll – statt Angst auf etwas stolz sein können!)

Beispiel 2:

- Gedanke: Ich werde kein Wort rauskriegen und der Prüfer wird völlig genervt sein.
- Überprüfen: Ja, mir haben schon andere gesagt, dass der Prüfer kritisch sein soll. Aber das waren bei weitem nicht alle. Ich kann mich ja darauf vorbereiten, dass mir die Worte fehlen! Dann sitze ich zumindest nicht stumm da. Habe ich so etwas schon mal erlebt? Bis jetzt nicht. Warum sollte es ausgerechnet jetzt passieren? Und selbst wenn er genervt ist – deswegen kann er mich doch auch nicht einfach durchfallen lassen! Außerdem ist es ja nicht nur der eine Prüfer!

- Alternative: Vielleicht habe ich tatsächlich Pech mit dem Prüfer. Aber nicht alles an einer Prüfung kann ich planen und bestimmen. Ich werde einfach meine Möglichkeiten nutzen: indem ich mich gut vorbereite und notfalls einfach sage, wenn ich festhänge. Das wirkt dann auf jeden Fall souveräner.
- Bewertung: 4–5 (Der erste Teil ist eher beunruhigend, aber leider realistisch. Vielleicht kann ich noch mit anderen Leuten reden, die bei ihm Prüfung hatten und nicht so unfreundlich erlebt haben? Der Rest ist gut, v. a. dass ich nicht alles planen kann. Auch ein Prüfer kann ja mal schlechte Laune haben …)

Eigene Beispiele:

Gedanke:	
Überprüfen:	
Alternative:	
Bewertung:	

Gedanke:	
Überprüfen:	
Alternative:	
Bewertung:	

Gedanke:	
Überprüfen:	
Alternative:	
Bewertung:	

Wenn Sie für sich hilfreiche Alternativen gefunden haben, lernen Sie diese auswendig. Sie nur zu formulieren und zu begreifen, wie Ihre alten Denkmuster ausgesehen haben, reicht nicht aus! Erst wenn Sie Ihre neuen und hilfreichen Gedanken immer und immer wieder geübt haben, können diese sich gegen die negativen Blitzlichter durchsetzen.

8.5.2 Information: Umgang mit Blackouts und Wissenslücken

Eine der am meisten gefürchteten Situationen in Prüfungen ist der Blackout, d. h. meist zunächst nur die Unfähigkeit, eine bestimmte Information abzurufen oder sich an sie zu erinnern, bis hin zu einer totalen Blockade und vermeintlichem Vergessen aller gelernten Inhalte. Dies tritt in der Regel in Momenten höchster Anspannung auf. Sie erinnern sich: Ein gesundes Maß an Aufregung ist in einer Prüfung eher hilfreich. Die Wahrnehmung der Gedächtnisblockade führt zu einer noch höheren Anspannung und die Erinnerungsleistung wird noch stärker beeinträchtig. Ein Teufelskreis!

Wie aber kann ich mit einem Blackout sinnvoll umgehen? Was ist, wenn mir in der Prüfung eine Sache partout nicht mehr einfällt, obwohl ich sie ganz sicher gelernt habe? Welche Strategien können mir in diesem Moment helfen?

- Versuchen Sie, nicht weiter nach genau diesem fehlenden Informationsstückchen zu suchen! Sie setzen den Teufelskreis nur weiter in Schwung.
- Lassen Sie nicht zu, dass die Katastrophengedanken die Überhand gewinnen. Auch dies befeuert den Teufelskreis aus Anspannung und Blockade.
- Suchen Sie sich ein Alternativthema, d. h. eine andere Frage, um den Teufelskreis zu durchbrechen.
- Wenn Sie schon alle anderen Fragen beantwortet haben, beschäftigen Sie sich noch einmal damit: Lesen Sie sich noch einmal durch, was Sie schon alles gewusst und niedergeschrieben haben.
- Schreiben Sie nur Stichpunkte, wenn Ihnen gerade der Zusammenhang fehlt.
- Schreiben Sie etwas auf, das nur am Rande mit dem Thema zu tun

hat. Manchmal hilft es, sich Inhalte zu notieren, die Sie vor oder nach dem vergessenen Kapitel gelernt haben. Unser Gedächtnis funktioniert auch über diese Art der Verknüpfung.

- Da die Zeit begrenzt ist, ist es besser, etwas – vielleicht nur marginal Relevantes – aufzuschreiben, um sich so wieder aus der Blackout-Falle herauszuhelfen, als in der Blockade zu verharren und wertvolle Zeit und Punkte zu verschenken.

In einer mündlichen Prüfung ist ein Blackout offensichtlicher als im Schriftlichen. Deshalb ist oft auch die Angst vor einem »Versagen« in mündlichen Prüfungen ungleich schlimmer.

- Wenn Sie den Prüfer schon kennen, suchen Sie bereits im Vorfeld das Gespräch und klären Sie, wie sie gemeinsam in einer solchen Situation reagieren.
- Gehen Sie souverän und offen mit Ihrer Situation um. Der Prüfer kann nicht unterscheiden, ob Sie zu einem Thema nichts wissen bzw. nicht vorbereitet sind oder gerade einen Blackout haben. Letztlich ist eine Blockade ja etwas ganz und gar Menschliches!
- Fragen Sie nach, um sich selbst zu entlasten bzw. etwas Zeit zu gewinnen.
  - Ich bin mir nicht sicher, ob ich Ihre Frage ganz richtig verstanden habe …
  - Ich bin mir nicht sicher, ob Sie genau auf XY hinauswollen. Ganz grundsätzlich ist dabei aber wichtig …
  - Wenn ich Ihre Frage etwas weiter fasse, muss man dazu zunächst XYZ erwähnen …
  - Mit XY haben Sie mich gerade auf dem falschen Fuß erwischt. Was aber sicherlich hinsichtlich der Thematik sehr relevant ist …

8.5.3 Übung: Der Tag X

Sie haben sich vorbereitet, haben gelernt, nicht nur das notwendige Wissen, sondern auch, mit Ihren Ängsten umzugehen. Sie haben für eine gute Balance zwischen Anstrengung und angenehmen Aktivitäten gesorgt. Sie haben gut auf sich aufgepasst, ausreichend gegessen, geschlafen und sich bewegt, sodass Sie leistungsfähig waren und gut lernen konnten und die Angst keinen zusätzlichen Nährboden gefunden hat. Aber jetzt steht der Tag X an! Auch bzw. besonders am Prüfungstag ist es wichtig, gut auf sich zu achten. Wie könnte das aussehen?

- Wie möchte ich meine Zeit bis zur Prüfung verbringen? Tut es mir gut, mit anderen zusammen auf den Beginn der Prüfung zu warten? Oder sollte ich mir besser einen ruhigen Rückzugsort suchen, um mich von der allgemeinen Aufregung und Anspannung nicht anstecken zu lassen? Hilft es mir zum Beispiel, schon frühzeitig da zu sein, aber dann lieber noch Musik zu hören? Gibt es jemanden, mit dem ich meine Zeit bis zur Prüfung gerne verbringen möchte? Empfehlung aus der Lernpsychologie: Bitte lernen Sie nicht noch bis auf die letzte Minute!
- Wie wird die Prüfungssituation aussehen? Wie warm oder kalt ist der Raum? Wie lange dauert die Prüfung? Brauche ich außer meinen Prüfungsmaterialien vielleicht ein Getränk, eine kleine Stärkung …
- Auch wenn Sie in der Nacht oder in den Nächten direkt vor der Prüfung nicht so gut wie gewohnt geschlafen haben, machen Sie sich keine allzu großen Sorgen. Die positive Nebenwirkung der Aufregung wird es sein, dass Ihr Körper dieses Tief ausgleichen kann und trotzdem in der Prüfungssituation zu Höchstleistungen in der Lage sein wird.

Notizen zur Gestaltung von Tag X:

Nach Ablegen eine Prüfung sind viele Menschen erst einmal nicht mehr bereit, sich weiter mit diesem Thema zu beschäftigen. Andere halten »Nachlese« und überlegen detailliert, was sie hätten anders schreiben, formulieren, sagen oder darstellen sollen. So wird schnell wieder ein negatives Denkmuster aktiv!

Wie wäre es an dieser Stelle mit einer anderen Art der Nachbereitung? Nehmen Sie sich einen Moment Zeit und halten Sie hier in Form eines Spickzettels fest,

- welche Strategien sich als hilfreich erwiesen haben, welche Sie also unbedingt bei der nächsten Prüfung(svorbereitung) erneut einsetzen wollen,
- welche Strategien Sie angewandt haben, aber aufgrund Ihrer Erfahrung mit der aktuellen Prüfung noch verbessern können.

Spickzettel für künftige Prüfungen:

9. Angststörungen bei Kindern

Wenn Ihr Kind Ängste äußert, dann gehört das zunächst zum natürlichen Reifungsprozess der kindlichen Entwicklungsstufen, wie Sie aus folgender Tabelle entnehmen können.

Alter	Normale Angstinhalte
0–6 Monate	Laute Geräusche
6–9 Monate	Fremde
9–12 Monate	Trennung, Verletzung
2. Lebensjahr	Imaginäre Figuren, Tod, Einbrecher
3. Lebensjahr	Tiere (Hunde), Alleinsein
4. Lebensjahr	Dunkelheit
6.–12. Lebensjahr	Schule, Verletzung, Krankheit, soziale Situationen, Gewitter
13.–18. Lebensjahr	Verletzung, Krankheit, soziale Situationen, Sexualität

(nach Blanz, 2003, S. 593)

Ängste kommen also im Kindes- und Jugendalter häufig vor, da sie zur *normgerechten Entwicklung* gehören. Sie sind meist reifungsabhängig und treten vorübergehend in den Vordergrund, wie z. B. das *Fremdeln* im Alter von ca. 8 Monaten. Im späteren Entwicklungsverlauf entspringt die Angst z. B. vor Gespenstern und Hexen »den kindlichen Möglichkeiten der Phantasie und Imagination. Ab dem Grundschulalter gewinnen realere Vorstellungen, wie Angst vor Krankheit und Verletzung, sowie insbesondere auf soziale Situationen bezogene Ängste (Reden in der Öffentlichkeit, Schulsituation) zunehmend an Bedeutung« (Blanz, 2003, S. 592).

Andererseits ist es wichtig, »übersteigerte Ängste« möglichst frühzeitig zu erkennen. Dadurch kann oft der Entwicklung einer Angststörung im Erwachsenenalter vorgebeugt werden. Hier ist besonders auch eine Anleitung der Eltern nützlich. Dabei sind hilfreiche »Ermutigungsstrategien« für Eltern im Umgang mit kindlichen Ängsten besonders wichtig. Manche Eltern lernen damit gleichzeitig auch einen besseren Umgang mit ihren eigenen Ängsten.

Von behandlungsbedürftigen Ängsten oder *Angststörungen* sprechen wir, wenn Ihr Kind mehrmals in der Woche oder über längere Zeit hinweg Ängste äußert und sich nicht beruhigen lässt. Angststörungen können familiär gehäuft auftreten. Hinzu kommen Temperamentsfaktoren des Kindes, Schwierigkeiten im Bereich der Stressregulation und Reizverarbeitung, belastende Lebensereignisse, Vorbildfunktionen der Eltern und entsprechendes Erziehungsverhalten.

Folgende behandlungsbedürftige Angststörungen kommen nach der ICD-10 im Kindes- und Jugendalter vor:

Angststörungen	**Alter**
Emotionale Störung des Kindesalters mit *phobischer Störung*	v. a. im Vorschul- und Grundschulalter
Emotionale Störung mit *sozialer Ängstlichkeit* des Kindesalters	v. a. im Vorschul- und Grundschulalter
Emotionale Störung mit *Trennungsangst*	Häufigkeitsgipfel bei 6 und 11 Jahren
Soziale Phobie	Mittleres Jugendalter
Panikstörung	Jugendalter
Generalisierte Angststörung	Jugendalter
Angst und depressive Störung gemischt	Jugendalter
Agoraphobie	Spätes Jugendalter

(vgl. auch Blanz, 2003, S. 600)

9.1 Fallbeispiele

Hier einige kurze Fallbeispiele für das Vorschul- und Grundschulalter.

Phobie

»*Die 7-jährige Anna beginnt zu schreien, zittert, schwitzt und läuft ins Haus, wenn sie auf der Terrasse kleine Käfer, Spinnen oder Ameisen entdeckt und ist dann nur schwer zu beruhigen.*

Emotionale Störung mit sozialer Ängstlichkeit

»*Der 6-jährige Finn bekommt feuchte Hände und versteckt sich hinter seiner Mutter, wenn sie Bekannte auf der Straße treffen, und weigert sich, diese zu begrüßen. Auch bei Gleichaltrigen verhält er sich ähnlich.*

Trennungsangst

»*Der 7-jährige Moritz weint jeden Morgen, wenn er zur Schule muss, klammert sich an seine Mutter und will nicht aus dem Haus gehen. Er traut sich auch nicht alleine zum Einkaufen, in einen Sportverein oder einen Klassenkameraden zu besuchen.*

9.2 Diagnostische Kriterien

Klinisch relevante Angststörungen müssen von normalen Ängsten rechtzeitig abgegrenzt und behandelt werden. Ängste des Kindes sind erst dann *behandlungsbedürftig*, wenn sie:

1. starke und anhaltende Beeinträchtigungen für das Kind bedeuten,
2. langfristig die normale Entwicklung des Kindes verhindern,
3. Probleme in der Familie oder in anderen Lebensbereichen (z. B. Schule) auslösen.

9.3 Behandlung kindlicher Angststörungen

Hier nur ein Überblick über die wichtigsten Behandlungsmethoden kindlicher Ängste:

1. Familieninterventionen (z. B. Abbau von Überforderung, überbehütendem Verhalten und sekundärem Krankheitsgewinn, Aufbau von Konfliktbewältigungsstrategien und positiven Modellen)
2. Kognitive Angstbewältigung
3. Angstkonfrontation
4. Modelllernen (Rollenspiele und Elternanleitung)
5. Verstärkerprogramme
6. Soziales Kompetenztraining

Eine ausführlichere Beschreibung der Methoden und weitere Informationen finden Sie in: Schneider (2021) sowie Görlitz (2021)

9.3.1 Information für Eltern: Umgang mit Kinderängsten

Wir alle kennen angsterzeugende Sätze unserer Eltern:

- *»Sei doch kein Angsthase.«*
- *»Hör endlich auf zu weinen.«*
- *»Reiß dich zusammen.«*
- *»Sei doch nicht so schüchtern.«*
- *»Du bildest dir das alles nur ein.«*

Diese Sätze werden bei regelmäßiger Wiederholung von Kindern verinnerlicht und können die natürliche Beziehung eines Kindes zu Angst oder anderen unangenehmen Gefühlen blockieren. Ein gesunder Umgang mit Angst kann dadurch verhindert werden. Gesunde Angst wird dann fälschlicherweise als etwas Bedrohliches erlebt.
Angst hat eine wichtige elementare *Schutzfunktion*. Als Reaktion auf reale Bedrohungen löst sie Fluchtreaktionen aus oder eine Handlung mit dem Ziel der Beseitigung der Bedrohung. Angstäußerungen und Angstreaktionen von Kindern sollten wir stets als Appell an uns und unsere Beschützerrolle verstehen und sie ernst nehmen. Sowohl in der

Erziehung als auch in der Kindertherapie ist *die Erlaubnis des Ausdrucks von Angst*, oder anderer damit zusammenhängender Gefühle, besonders hilfreich. Die folgenden Sätze machen deutlich, dass Angst ein natürliches Gefühl ist, das jeder Mensch kennt.

Hilfreiche Sätze im Umgang mit Kinder-Ängsten

- Deine Angst kann ich gut verstehen.
- Zeig mir mit deinen Händen, wie groß deine Angst ist.
- Angst gehört zum Leben, genauso wie Freude, Wut und andere Gefühle.
- Erzähl mir mehr über deine Angst.
- Komm zu mir und wein dich aus.
- Gut, dass du mir sagst, wie du dich fühlst.
- Wenn ich du wäre, dann würde mir das auch Angst machen.
- Jede Angst kommt und vergeht auch wieder, das ist ganz normal, und bei mir genauso wie bei dir.
- Erzähl mir mehr über deinen Kummer
- Schlaf mal eine Nacht drüber, morgen sieht die Welt wieder anders aus.
- Wenn dein Herz schneller klopft, deine Knie weich werden und deine Hände schwitzen, dann ist das nur ein körperliches Zeichen von Angst oder Aufregung, das wieder verschwindet und ungefährlich ist.
- Lass uns gemeinsam eine Lösung überlegen.
- Ich helfe dir, mutig zu sein, denn Mut tut gut.

9.3.2 Angstbewältigung für Kinder

Kindern sollte in kindgerechter Sprache die Entstehung und Aufrechterhaltung von Ängsten erklärt werden. »Auch Bilder- und Kinderbücher bieten hier jede Menge Anschauungsmaterial. Die psychologische Kinderbuchreihe »Kinder stark machen« ist ein hervorragendes Beispiel, wie dies umgesetzt werden kann. (Schneider 2021, S. 419). Hier ein Beispiel, wie Sie Kinder zunächst auf sprachlich einfache Weise über Angst informieren können.

Information für Kinder zur Angstbewältigung

Wenn du Angstsituationen vermeidest, dann kannst du deine Angst nicht kennenlernen und auch nicht lernen, mit ihr richtig umzugehen.
Anstatt zu vermeiden, üben wir, mit Mut in die Angst hineinzugehen. Am besten du fängst mit der kleinsten Angst an und gehst dann langsam von Mal zu Mal schrittweise die Angstleiter weiter hoch, bis zur größten Angst.
Auch wenn deine Angst sich manchmal sehr unangenehm oder schrecklich anfühlt, besteht in den Situationen, die du in deine Angstleiter geschrieben hast, keine wirkliche Gefahr für dich oder deinen Körper. Du musst dich nur trauen, in die Angst hinein und durch sie hindurch zu gehen und versuchen, mutig zu sein.
Jede Angst kommt und vergeht auch wieder und nur, wenn du mutig durch die Angst durchgehst, kannst du auch erleben, dass die Angst wieder vergeht.
Wenn du vor schwierigen Situationen flüchtest, kannst du niemals das Nachlassen der Angst erleben.
Wenn du flüchtest oder vermeidest, ist es zwar so, dass du im Moment – aber nur für einen kurzen Augenblick erlebst – dass die Angst schnell wieder verschwindet, aber das nächste Mal, wenn du wieder in diese Situation musst, wird von Flucht zu Flucht die Angst größer und stärker werden.
Wenn du dagegen in die Situation hinein- und mutig durch die Angst hindurchgehst, wird dieser Mut zum Erfolg führen. Wenn du das nächste Mal in diese Situationen kommst, wird nämlich die Angst durch diese Mutübung von Mal zu Mal schwächer.
Auf diese Weise wirst du dich dann immer mehr in Situationen trauen, die auf deiner Angstleiter stehen und immer mutiger werden!
Also, los geht's!

9.3.3 Die Angstleiter

Dieses Übungsblatt für Kinder kann ähnlich ausgefüllt werden wie das Übungsblatt »Angsthierarchie« auf Seite 52.

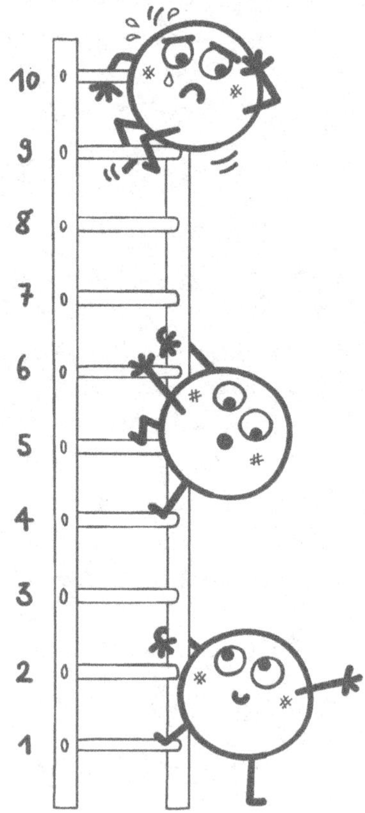

10. Andere psychische Erkrankungen, die mit Ängsten verbunden sein können

Liebe Leserinnen und Leser, Sie haben jetzt sehr viel über die unterschiedlichsten Ängste erfahren und sind vielleicht schon jetzt erstaunt darüber, wie viele unterschiedliche Angst-Diagnosen möglich sind … und es gibt noch einige weitere.

Prinzipiell kann jede seelische und auch jede körperliche Erkrankung die Betroffenen ängstigen. Bei folgenden weiteren psychischen Erkrankungen – die wir hier noch kurz darstellen – tritt Angst ebenfalls häufig auf:

- Angst und depressive Störung gemischt
- Zwangsstörungen
- Reaktionen auf schwere Belastungen

Diese Diagnosen (sämtlich entnommen und zusammengefasst aus der ICD-10) werden wir Ihnen jedoch im Folgenden nur kurz vorstellen. Wir bitten Sie, bei Verdacht auf eine dieser Diagnosen einen approbierten Psychotherapeuten oder einen Psychiater zu Rate zu ziehen.

10.1 Angst und depressive Störung gemischt

Bei dieser Diagnose treten sowohl Ängste als auch depressive Symptome auf. Patienten mit dieser Kombination verhältnismäßig milder Symptome werden in der Primärversorgung, z. B. beim Hausarzt, relativ häufig gesehen. Noch viel häufiger finden sie sich in der Bevölkerung, ohne je in medizinische oder psychiatrische Behandlung zu gelangen.

Erscheinungsbild
Bei diesen Patientinnen und Patienten treten sowohl Ängste als auch Depressionen in leichter oder mittlerer Form auf, ohne das Vorherrschen eines der beiden Symptome. Hinzu kommen häufig vegetative Symptome wie Zittern, Herzklopfen, Mundtrockenheit, Magenbeschwerden usw. Gleichzeitig erfüllen weder die Ängste noch die Depression die Diagnosekriterien der jeweiligen einzelnen Störung.

Behandlungsmöglichkeiten
Die Ängste dieser Störung werden in der Regel mit den in diesem Buch vorgestellten verhaltenstherapeutischen Methoden behandelt, der depressive Anteil mit Methoden der Depressionsbehandlung. Hier verweisen wir auf das Buch, ebenfalls in diesem Verlag erschienen: Selbsthilfe bei Depressionen: Görlitz (2020).

10.2 Zwangsstörungen

Zwänge sind oft mit beschämenden Inhalten verbunden und können anfangs, v. a. auch außerhalb der Familie, verborgen werden. Der Krankheitsbeginn liegt meist in der Kindheit oder im frühen Erwachsenenalter. Es besteht eine enge Verbindung zwischen Zwangssymptomen und Ängsten sowie Zwangsgedanken und Depression.

Erscheinungsbild
Von Zwangsstörungen Betroffene benutzen in der Regel zwei Vermeidungsstrategien:

1. *Passive Vermeidung*: die Vermeidung der angst- oder zwangsauslösenden Situationen
2. *Aktive Vermeidung*: der Versuch, durch Zwangshandlungen die befürchtete künftige Katastrophe zu verhindern

Die meisten Zwangskranken weisen sowohl Symptome von häufig wiederkehrenden Zwangshandlungen auf als auch sich wiederholende, quälende und angstbesetzte Zwangsgedanken.

Zwangsgedanken

Zwangsgedanken sind Ideen, Vorstellungen oder Impulse, die den Patienten immer wieder beschäftigen. Sie sind fast immer quälend. Erfolglos versucht die betroffene Person, Widerstand zu leisten. Zwangsgedanken werden meist durch spezifische Hinweisreize (z. B. Berühren des Toilettendeckels) ausgelöst. Sie beinhalten die Befürchtungen katastrophaler Konsequenzen (»Wenn ich den Toilettendeckel berühre, dann ist mein ganzer Körper verschmutzt und verseucht«). Die dadurch ausgelösten Ängste und inneren Spannungsgefühle werden durch Zwangshandlungen (z. B. fünfmal Waschen) kurzfristig vermindert. Dies führt zu einer nur kurzfristigen Angst- und Spannungsreduktion. Zusätzlich kann sich durch die fehlende Realitätstestung (ob die Befürchtung der totalen Verseuchung tatsächlich eintritt) die künftige Intensität oder Häufigkeit von Zwangsgedanken und Zwangshandlungen verfestigen, erhöhen und schließlich – ohne Behandlung – zu einer Chronifizierung der Zwangserkrankung führen.

Zwangshandlungen

Zwangshandlungen oder -rituale sind ständig wiederholte Stereotypien. Sie werden weder als angenehm empfunden, noch dienen sie dazu, an sich nützliche Aufgaben zu erfüllen. Die Patienten erleben sie oft als Vorbeugung gegen ein objektiv unwahrscheinliches Ereignis, das ihnen Schaden bringen oder bei dem sie selbst Unheil anrichten könnten. Im Allgemeinen, wenn auch nicht immer, wird dieses Verhalten von der betroffenen Person als sinnlos und ineffektiv erlebt. Sie versucht immer wieder, dagegen anzugehen. Vegetative Angstsymptome und quälende innere Anspannung sind häufig vorhanden. Die meisten Zwangshandlungen beziehen sich auf *Reinlichkeit*, übertriebene *Ordnung* und *Sauberkeit* oder wiederholte *Kontrollen*, die eine möglicherweise *gefährliche Situation verhindern* sollen. Das Ritual, das täglich bis zu mehreren Stunden ausgeführt werden kann, ist ein wirkungsloser, symbolischer Versuch, diese Gefahren abzuwenden.

Behandlungsmöglichkeiten

Durch eine ausreichend lange Konfrontation mit den angst- und zwangsauslösenden Reizen lässt sich die Angst vermindern. Der Patient gewöhnt sich an diese Situation und seine Ängste gehen schrittweise zurück (*Habituation*). Gleichzeitig wird die Ausführung von Zwangshandlungen verhindert (*Reaktionsverhinderung*). Die Behandlung kann gestuft erfolgen *(graduierte Konfrontation)* oder der Patient setzt sich sofort den intensivsten Reizen aus (*Reizüberflutung*; *Flooding*). Bei Kindern und jüngeren Jugendlichen wird das gestufte Vorgehen bevorzugt, da hier die psychische Belastung geringer ist.

Bei schwerer Ausprägung der Zwangsstörung ist eine medikamentöse Behandlung erforderlich.

10.3 Reaktionen auf schwere Belastungen

Außergewöhnlich belastende Lebensereignisse oder eine besondere Veränderung im Leben, die zu einer anhaltend unangenehmen Situation geführt hat, können akut eine Belastungsreaktion, ein Posttraumatische Belastungsstörung oder eine Anpassungsstörung hervorrufen.

10.3.1 Akute Belastungsreaktion

Das *auslösende Ereignis* kann ein *überwältigendes traumatisches Erlebnis* mit einer ernsthaften Bedrohung für die Sicherheit oder körperliche Unversehrtheit des Betroffenen oder einer geliebten Person sein, oder eine ungewöhnlich plötzliche Veränderung der sozialen Stellung oder des Beziehungsnetzes (z. B. Verlust durch mehrere Todesfälle, ein Brand o. ä.).

Erscheinungsbild

Die *Symptome* beginnen mit einer Art von »Betäubung«, einer gewissen Bewusstseinseinengung und eingeschränkten Aufmerksamkeit, einer Unfähigkeit, Reize zu verarbeiten, und Desorientiertheit. Diesem Zustand kann ein weiteres sich Zurückziehen aus der aktuellen Situation folgen oder ein Unwohlzustand, Überaktivität und körperli-

che Zeichen panischer Angst. Die Symptome erscheinen im Allgemeinen innerhalb von Minuten nach dem belastenden Ereignis und gehen innerhalb von zwei oder drei Tagen zurück.
Die persönliche Verletzlichkeit (*Vulnerabilität*) und die zur Verfügung stehenden Bewältigungsmechanismen spielen beim Auftreten und beim Schweregrad der akuten Belastungsreaktion eine Rolle. Dies wird darin deutlich, dass nicht alle Personen, die eine außergewöhnliche Belastung erleben, auch eine Störung entwickeln.

10.3.2 Posttraumatische Belastungsstörung

Die PTBS entsteht als eine verzögerte Reaktion auf ein traumatisches Ereignis oder eine Situation *außergewöhnlicher Bedrohung* oder katastrophenartigen Ausmaßes. Hierzu gehören:

- eine durch Naturereignisse oder von Menschen verursachte Katastrophe,
- eine Kampfhandlung,
- ein schwerer Unfall,
- Zeuge des gewaltsamen Todes anderer,
- Erleben sexueller oder nichtsexueller Gewalt.

Die Störung folgt dem Trauma mit einer *Latenz*, die Wochen bis Monate dauern kann. Bei wenigen der Betroffenen nimmt die Störung einen chronischen Verlauf und geht dann in eine dauernde Persönlichkeitsänderung über.

Erscheinungsbild

Typische *Merkmale* sind das wiederholte Erleben des Traumas in sich aufdrängenden Erinnerungen *(Flash-backs)*, in Tagträumen oder in Träumen, vor dem Hintergrund eines andauernden Gefühls von Betäubtsein und emotionaler Stumpfheit, Gleichgültigkeit gegenüber anderen Menschen, Teilnahmslosigkeit der Umgebung gegenüber sowie Vermeidung von Aktivitäten und Situationen, die Erinnerungen an das Trauma wachrufen könnten. Gewöhnlich tritt ein Zustand *vegetativer Übererregtheit* mit Vigilanzsteigerung, einer übermäßigen Schreckhaftigkeit und Schlaflosigkeit auf. Angst und Depression kommen häufig vor, Suizidgedanken sind nicht selten.

Bei *Jugendlichen* können Selbstverletzung und Störungen des Sozialverhaltens, wie z. B. aggressives oder dissoziales Verhalten, zu dieser Störung gehören.
Kinder, die unter einer Posttraumatischen Belastungsstörung leiden, reagieren auf die Konfrontation mit Situationen, Menschen oder Gegenständen, die an das Trauma erinnern, mit körperlichen Symptomen der Erregung, Bauch- oder Kopfschmerzen, regressivem, aggressivem oder anklammerndem Verhalten sowie Angst vor Dunkelheit oder dem Alleinsein. Kinder können emotionale, Konzentrations-, Schlafstörungen oder große Schreckhaftigkeit entwickeln.

10.3.3 Anpassungsstörungen

»Die Störung beginnt im Allgemeinen innerhalb eines Monats nach einem belastenden Ereignis oder einer einschneidenden Lebensveränderung. Anpassungsstörungen liegen im Übergangsbereich zwischen ›gesund‹ und ›krank‹, zeichnen sich im Vergleich zu spezifischeren Störungen durch die geringere Ausprägung (Unterschwelligkeit) ihrer Symptomatik aus und treten ganz unterschiedlich in Erscheinung.« (Hubert & Bengel 2021, S. 17).
Die Symptome halten meist nicht länger als sechs Monate an, außer bei der längeren depressiven Reaktion. Es müssen überzeugende, wenn auch vielleicht nur vermutete Gründe dafür sprechen, dass die Störung ohne Belastung nicht aufgetreten wäre.

Erscheinungsbild
Hier handelt es sich um Zustände von subjektiver Bedrängnis und emotionaler Beeinträchtigung, die soziale Funktionen und Leistungen behindern und während des Anpassungsprozesses nach einer *entscheidenden Lebensveränderung*, nach *einem belastenden Lebensereignis* oder auch nach schwerer körperlicher Krankheit auftreten. Die Belastung kann das soziale Netz der Betroffenen beschädigt haben (z. B. Trauer-

fall, Trennung) oder das weitere Umfeld sozialer Unterstützung oder sozialer Werte (z. B. Emigration, Flucht). Die individuelle *Disposition* oder *Vulnerabilität* spielt bei dem möglichen Auftreten und bei der Form der Anpassungsstörung eine größere Rolle als bei den anderen Krankheitsbildern. Die *Symptome* sind unterschiedlich und umfassen depressive Stimmung, Angst oder Sorge und das Gefühl, nicht zurechtzukommen, Unfähigkeit vorauszuplanen oder in der gegenwärtigen Situation fortfahren zu können. Bei *Jugendlichen* können Störungen des Sozialverhaltens ein zusätzliches Symptom sein.

Behandlungsmöglichkeiten

Bei psychischen Störungen nach schweren Belastungen oder Traumata gibt es ganz spezielle Behandlungsmöglichkeiten, deren Darstellung den Umfang dieses Buches sprengen würde. Deshalb hier nur das Wichtigste: Zunächst werden die Patienten und Patientinnen durch verschiedene Entspannungs- und Ressourcenübungen stabilisiert. Nach dieser Stabilisierungsphase beginnt die Bearbeitung der belastenden Lebensereignisse durch Methoden der Traumatherapie. Insbesondere bei der *Posttraumatischen Belastungsstörung* muss darauf geachtet werden, anfangs keine Detailschilderungen des Traumas zu provozieren, da hier die Gefahr einer sog. »Retraumatisierung« besteht.

10.4 Ängste in der Zeit der Covid-Pandemie

Während unserer Arbeit an diesem Buch wurden wir von der Covid-Pandemie überrascht und waren, wie all unsere Patientinnen und Patienten, mit deren Folgen im Privaten und im Beruf konfrontiert.
Die Pandemie führte zu einer Vielzahl von Befürchtungen und Sorgen: sich selbst oder andere anzustecken; als Risikopatient oder älterer Mensch an einem schweren Verlauf zu erkranken; Angehörige oder geliebte Menschen zu verlieren; in sich ständig wechselnden Bedingungen und Auflagen den Überblick zu verlieren und »irgendetwas falsch zu machen«; durch Long- bzw. Post-Covid noch Monate nach der akuten Erkrankung an Symptomen und Langzeitfolgen zu leiden.

Neben diesen direkt auf das Infektionsgeschehen und die Erkrankung bezogenen Ängsten treten jedoch unzählige andere Themen auf: Wie stecken unsere Kinder / ältere Familienangehörige die Phasen der Isolation weg? Wie geht es für die jungen Menschen mit Schule und Ausbildung weiter? Welche beruflichen Folgen hat die Pandemie – Kurzarbeit, Arbeitslosigkeit? Wie können Familien die Dauerbelastung über Monate hinweg verkraften?

Für jede Altersgruppe und in jeder Lebensphase ergeben sich natürlich ganz eigene Probleme und Anliegen. Derzeitigen Studien zufolge scheint sich zwar je nach Altersgruppe ein etwas anderer Symptomschwerpunkt zu zeigen (Depression, Ängstlichkeit, Aggressivität ...) – aber Belastungen zeigen sich gleichwohl überall (Bühring, 2020). Ein Überblick über psychische Folgen durch die Corona-Krise mit Bezug auf verschiedene Betroffenengruppen bietet das Buch von Bering & Eichenberg (2021). Hier wird auch Bezug genommen auf Erkenntnisse und Befunde aus der ersten Lockdown-Phase im Frühjahr 2020. Welche längerfristigen Folgen sich auf psychischer Ebene ergeben, bleibt abzuwarten.

In der ambulanten Arbeit begegnen uns während dieser Zeit all diese Fragen, Zweifel und Unsicherheiten:

Ich bin doch keine Lehrerin, wie soll ich meinem Kind den Stoff erklären? Mein Vater ist dement – wie soll er das bloß verstehen? Meine Kollegen sagen, ich übertreibe, meine Mutter sagt, ich sei verantwortungslos und viel zu lax – wer hat denn jetzt recht? Meine beste Freundin nimmt das alles nicht ernst, wir liegen uns nur noch in den Haaren! Ich kann das alles nicht mehr hören – da muss man doch depressiv werden!

Tatsächlich ist für viele depressive Patientinnen und Angstpatienten die Situation noch zusätzlich belastet: Viele wichtige – und zum Teil nach depressiven Phasen mühevoll aufgebaute – soziale Kontakte können plötzlich nicht mehr wahrgenommen werden. Angenehme Aktivitäten und Unternehmungen, die der Selbstfürsorge dienen, sind nicht mehr möglich. Übungen, die wichtig waren, um die Angst Schritt für Schritt zu überwinden, sind auf einmal nicht mehr erlaubt. Dadurch erleben

Patienten oft eine Stagnation oder sogar eine Verschlechterung ihrer aktuellen Symptomatik bzw. einen Rückfall.

Fallbeispiel: Ängste während der Corona-Pandemie

»*In die Praxis kommt eine Patientin, 41 Jahre alt, die bereits vor einigen Jahren wegen Sozialer Ängste und Depression in Behandlung war. Sie kommt nach dem ersten Lockdown, als die Beschränkungen im öffentlichen Leben wieder langsam aufgehoben werden, die Schulen – zumindest im Teilbetrieb – wieder geöffnet sind. Sie berichtet von wiederholten Atembeschwerden, Hustenreiz und Atemnot und dass sie dann sogar Angst habe zu sterben. Ihr einziger Gedanke sei dann, dass ihre Familie ohne sie überhaupt nicht zurechtkomme. Die Symptome würden v. a. abends auftreten, wenn sie zur Ruhe komme.*

Sie habe sich Sorgen gemacht, dass dies Symptome einer Covid-19-Erkrankung sein könnten, allerdings seien die (mehrfach durchgeführten) Tests immer negativ ausgefallen. Zwischenzeitlich habe sie überlegt, ob es Spätfolgen einer weitestgehend symptomfreien, nicht festgestellten Covid-Erkrankung seien könnten. Sowohl der Haus- als auch der hinzugezogene Lungenfacharzt und der Allergologen haben sie jedoch auf eine mögliche psychische Ursache hingewiesen.

Frau R. gibt an, sie habe »keine Belastungen«. Ihr Mann arbeite im Homeoffice, da er zu einer Risikogruppe gehört. Um das Infektionsrisiko zu minimieren sei auch der Sohn von der Mittagsbetreuung abgemeldet und dürfe sich nicht mit anderen Kindern treffen. Kontakt habe er folglich nur zu den Eltern sowie zur Großmutter, die im selben Haus, aber in einer eigenen Wohnung lebe. Zur weiteren Familie bestehe kein Kontakt, da diese – ihrer Meinung nach – zu wenig Rücksicht auf ihren Ehemann und sein Gesundheitsrisiko nähmen. Aber auch zu Freunden sei der Kontakt eingeschlafen. Sie habe keine Lust, immer nur zu telefonieren, die anderen hätten kein Verständnis für ihre Sorgen. Überhaupt würde nur sie sich immer bei den anderen melden, aber keiner der Freunde sie anrufen. Sie selbst müsse berufsbedingt etwa zwei Tage pro Woche ins Büro und treffe dort auf Kollegen. Sie würde daher versuchen, alles möglichst schnell zu erledigen, um das Büro rasch wieder verlassen zu können. Zu-

dem fühle sie sich unwohl, Mann und Kind alleine zu Hause zu lassen. Die restliche Zeit könne sie aber ebenfalls von zu Hause arbeiten. Das sei »gelegentlich« etwas »stressig«, da sie gleichzeitig die Schulaufgaben des Sohnes betreuen und ihre eigenen Aufgaben erledigen müsse. Da der Mann im Homeoffice sei, habe sie auch kein eigenes Arbeitszimmer mehr zu Hause. Der Sohn brauche enge Betreuung, da er in letzter Zeit sehr trotzig und lustlos sei. Es gäbe immer wieder Streit um die Schulaufgaben. Tatsächlich käme er aber immer wieder nachts zu ihr und wecke sie auf, weil er nicht schlafen könne.

Es wird deutlich, dass Frau R. im Rahmen der Pandemie jegliche Selbstfürsorgemethoden vernachlässigt hat: Angenehme Aktivitäten wie Sportkurse kann sie nicht persönlich aufsuchen, nimmt sie aber auch online nicht wahr. Spaziergänge oder Radfahren als Ausgleich nutzt sie nur mit ihrem Mann und Sohn und kann so keinen Abstand herstellen. Zur beruflichen Belastung kommt der Haushalt, wobei sie auch den Einkauf für die Großmutter mit übernimmt. Die Kontakte innerhalb der Familie und mit Freunden geben ihr wenig positive Resonanz, vermitteln ihr eher den Eindruck, sie verhalte sich »übertrieben« und »komisch«. So zieht sie sich bewusst immer mehr zurück. Immer wenn sie versucht, sich ein wenig auszuruhen, kommt ihr Sohn, um zu spielen; oder ihr Mann fragt, was sie denn gerade mache. Dann fühlt sie sich verpflichtet, doch wieder aufzustehen und etwas zu tun, um nicht als »faul« zu gelten.

Im Rahmen der Termine kann Frau R. das Symptom nicht mehr als »Feind«, sondern als »Krücke« betrachten. Ihr wird klar, dass nur das Symptom es ihr erlaubt, sich auch einmal eine »Auszeit« zu nehmen. Aufgrund der Pandemie hat sie kaum noch auf sich geachtet, sie musste »immer funktionieren«. Auf gedanklicher Ebene wurden alte Grundüberzeugungen aktiv, wie: »Lass dich nicht gehen!«, »Sorge dafür, dass alles läuft!«. Zudem war sie der festen Überzeugung, dass nur sie für die Sicherheit und das Wohlbefinden ihrer Familie sorgen könne.

Teil III
Zum Schuss

1. Leitlinienbehandlung und Behandlungsempfehlungen

Laut einer groß angelegten Studie litt etwa ein Viertel aller Erwachsenen in Deutschland innerhalb des letzten Jahres an einer psychischen Störung. Davon war etwa jede dritte Frau und jeder vierte bis fünfte Mann betroffen. Die häufigsten Diagnosen sind dabei Angststörungen (Jacobi et al., 2014)! Und auch bei diesen sind Frauen deutlich häufiger betroffen als männliche Befragte (Robert-Koch-Institut, 2016). Wie aus den vorangegangenen Fallbeispielen ersichtlich wurde, können solche Ängste das Alltagsleben erheblich beeinflussen. Insbesondere wenn sie, was die Studie von Jacobi und Kollegen ebenfalls zeigte, mit anderen psychischen Symptomen oder Störungen gemeinsam auftreten: zum Beispiel Depression oder somatoforme Störungen (2014).

Wie finde ich als Betroffener die richtige Therapie?

Regelmäßig werden anhand aktuell vorhandener Studienergebnisse sogenannte Leitlinien für Therapien herausgegeben. Gemäß dieser Leitlinien (Bandelow et al., 2021) soll Patienten mit Panikstörung und Agoraphobie, bei Generalisierter Angststörung, sozialer oder spezifischer Phobie eine Verhaltenstherapie angeboten werden.

Für die kognitive Verhaltenstherapie liegen die eindeutigsten Wirksamkeitsnachweise vor.

Relevant für jede Therapieentscheidung ist dabei aber auch immer die Präferenz der betroffenen Person. Diese kann abhängig sein von

- möglichen »Kosten« einer Therapie (z. B. Fahrtwegen oder Wartezeiten auf einen Therapieplatz) oder
- Erfahrungen mit einer bestimmten Art von Therapie.

Bei fehlender Verfügbarkeit des entsprechenden Therapieangebotes können auch psychodynamische Verfahren angeboten werden, bei Sozialen Ängsten auch systemische Therapie. Bei Vorliegen einer komorbiden Störung – also falls zeitgleich außer der diagnostizierten Angststörung noch eine andere psychische Erkrankung vorliegt – sollte die gewählte Therapieform idealerweise auch die komorbide Erkrankung mitbehandeln.

Experten stimmen darin überein, dass Betroffene auch über die Möglichkeit einer Selbsthilfegruppe oder Angehörigengruppen informiert werden sollten. Ebenfalls im Sinne einer Selbsthilfemaßnahme kann therapiebegleitend bzw. als Überbrückung bis zum Beginn einer Behandlung auch eine internetbasierte Intervention durchgeführt werden. Diese sollte jedoch nicht die einzige Maßnahme sein und im Idealfall mit einer kognitiven Verhaltenstherapie kombiniert werden (Bandelow et al. 2021).

Gibt es nicht einfach ein »Medikament gegen die Angst«? Die aktuellen Leitlinien sprechen sich für das Angebot von Pharmakotherapie bei Ängsten aus (Bandelow et al. 2021). Dabei muss insbesondere beachtet werden, dass auch bei medikamentöser Behandlung eine Verzögerung des Wirkeintrittes zu erwarten ist und mögliche unerwünschte Wirkungen auftreten können. Zudem muss auch der Aspekt der Nachhaltigkeit der Wirkung einbezogen werden: Bleibt die Besserung erhalten oder treten bei Absetzen des Medikamentes auch die Symptome wieder auf?

2. Der Weg in die Psychotherapie

Psychiater, Psychologin, Psychotherapeut – wer ist denn jetzt für mich zuständig?
Im Allgemeinen haben eine psychotherapeutische Zusatzausbildung:

- Psychologische Psychotherapeuten und -therapeutinnen (Studium der Psychologie)
- Ärztliche Psychotherapeutinnen und -therapeuten (Studium der Medizin)
- Kinder- und Jugendlichen-Psychotherapeutinnen und -therapeuten (Studium der Psychologie oder (Sozial-)Pädagogik / Sozialarbeit)

Diese können daher in der Regel über die gesetzlichen Krankenkassen abrechnen. Sonderregelungen für Privatversicherte müssen im Einzelfall geklärt werden.
Derzeit übernehmen die gesetzlichen Krankenkassen die Behandlung einer diagnostizierten psychischen Störung in folgenden anerkannten psychotherapeutischen Verfahren:

- (kognitive) Verhaltenstherapie,
- Psychoanalyse,
- tiefenpsychologisch fundierte Psychotherapie,
- Systemische Therapie.

Über die Homepage des jeweiligen Therapeuten oder eine telefonische Kontaktaufnahme können Sie zunächst in Erfahrung bringen, ob der Therapeut eine *Kassenzulassung* besitzt, welches Therapieverfahren in der Praxis angewandt wird bzw. welche besonderen diagnostischen Schwerpunkte oder Zusatzqualifikationen der Therapeut besitzt.
Am besten gehen Sie über die Psychotherapeutenkammer oder die Kassenärztliche Vereinigung Ihres Bundeslandes auf Therapeutensuche oder Sie wenden sich an Ihre Krankenkasse oder eine Beratungsstelle in Wohnortnähe.

Auch persönliche Empfehlungen (z. B. von Freundinnen, Angehörigen, der Selbsthilfegruppe oder eines behandelnden Arztes) können eine erste Anlaufstelle sein.

Unabhängig davon, für welches Therapieverfahren Sie sich entscheiden: Keine Psychotherapie funktioniert ohne ein gutes Vertrauensverhältnis. Daher stehen Ihnen vor Beginn jeder Therapie die sogenannten Sprechstunden und zusätzliche Probetermine (probatorische Sitzungen) zur Verfügung. So haben Sie die Gelegenheit, den Therapeuten bzw. die Therapeutin und deren Arbeitsweise näher kennenzulernen; besser als das im – meist aufregenden – Erstgespräch möglich ist. Im Rahmen der sogenannten Probatorik werden verschiedene diagnostische Verfahren angewandt, Sie werden zu Ihrer Lebens- und Krankheitsgeschichte befragt und gemeinsam mit Ihnen werden alle wichtigen Therapieziele festgehalten. Erst im Anschluss an die Probatorik erfolgt in der Regel die eigentliche Antragstellung auf eine Psychotherapie bei der Krankenkasse.
Viele Hausärztinnen bzw. Allgemeinmediziner haben einen großen Erfahrungsschatz, was die **medikamentöse Behandlung** von Angststörungen anbelangt. Falls eine medikamentöse (Begleit-)Behandlung beabsichtig ist, können sich Betroffene auch direkt an Fachärzte und Fachärztinnen für Psychiatrie wenden.

3. Patientenbericht: Herzphobie – die Angst vor dem Sterben

»Die 46-jährige Patientin war vom Hausarzt mit der Diagnose »Herzphobie« überwiesen worden. Nach einer Anamnesesitzung und weiteren vier Explorationssitzungen (Probatorik) wurde ihr bewusst, dass ihre Ängste vor einer Herzerkrankung im Zusammenhang mit dem Schmerz über den Verlust ihres Sohnes vor vier Jahren standen. Zunächst konnte sie sich jedoch nicht mit diesem Verlustthema konfrontieren, deshalb fand in den ersten zehn therapeutischen Sitzungen eine notwendige Stabilisierung durch Ressourcenarbeit, Entspannungs- und Wohlfühlübungen sowie Mobilisierung positiver Aktivitäten und eines stabilen sozialen Netzes statt. Der Patientin wurde es überlassen, den für sie passenden Zeitpunkt zu wählen, sich mit dem Schmerz um den Verlust des Sohnes und den Zusammenhang mit ihren Ängsten zu beschäftigen. Nachdem sie nun stabiler und gefestigter war, fasste sie in der elften Sitzung schließlich den Entschluss, sich mit diesem Schmerz zu beschäftigen. In ihrem Sitzungsbericht schrieb sie:
Heute kam ich bereits sehr aufgewühlt und aufgeregt in die Sitzung. Ich hatte mir vorgenommen, mich endlich mit meinem größten Angstthema ›Verlust, Tod und Sterben‹ zu konfrontieren und auseinanderzusetzen. Ich wagte es zum ersten Mal, ehrlich und ausführlich über meine Ängste zu sprechen.
Seit mein Sohn tödlich verunglückt ist, leide ich unter einer ›Herzphobie‹, unter der ständigen Angst, mein Herz könnte plötzlich stehenbleiben und ich könnte sterben. Zahlreiche Notarztbesuche, Krankenhausaufenthalte, EKGs in den vergangenen Jahren ergaben keinen organischen Befund. Jetzt endlich glaube ich den Ärzten, dass meine Herzbeschwerden, meine Herzschmerzen, mein Herzrasen, mein Herzstolpern, meine Angst- und Panikzustände doch wohl seelisch bedingt sein müssen. Seit vier Jahren lebe ich in der ständigen Angst vor dem Tod und vor dem Sterben, ganz innen in mir drin. Ich wage es nicht mehr, Zeitung oder

Illustrierte zu lesen, sehe mir keine Nachrichten oder Problemfilme mehr an, versuche allen Schreckensmeldungen aus dem Weg zu gehen und reagiere hysterisch, wenn dies nicht gelingt. Allein das Aufschreiben dieser Worte erzeugt Angst und lässt mein Herz schneller schlagen. Ich habe es bisher vermieden, mich mit den Hintergründen meiner Angst und meines Schmerzes auseinanderzusetzen, aber mir bleibt wohl keine andere Wahl, als dieser Angst zu begegnen, sie kennenzulernen und sie zu konfrontieren. Meine Therapeutin macht mit mir eine »Angstanalyse«, und ich kann erkennen, dass meine Angst verschiedene Anteile hat. Sie besteht aus Katastrophenphantasien, sie ist die Angst vor dem Unbekannten meines zukünftigen Lebens und sie ist ausgelöst durch meinen Schmerz um mein geliebtes Kind, den ich immer versucht hatte zu verbergen und zu verdrängen.

Ich kauere mich in dem Therapiesessel wie ein Jammerknäuel zusammen, weine, schluchze. Der runtergeschluckte Schmerz der vergangenen Jahre bricht aus mir heraus – der Schmerz um meinen Sohn, und der Schmerz um mein eigenes nicht gelebtes Leben. Ich kann zum ersten Mal sehen, dass mein Sohn 16 Jahre lang ein schönes erfülltes Leben hatte und ich ihm alles gegeben hatte, was mir möglich war.

Aber wie steht es mit meinem Leben? Lebe ich es überhaupt noch oder sind alle meine Gedanken und Energien in der Vergangenheit und bei meiner Angst? Darf ich mir erlauben zu leben, Freude zu empfinden? Was würde mein Sohn sich wünschen? Wie kann und möchte ich mein weiteres Leben gestalten? Auf all diese Fragen muss ich in der Therapie Antworten finden.

Die Therapeutin versteht und tröstet mich, sie gibt mir Hoffnung, erlaubt mir zu schluchzen und meine Verzweiflung zu zeigen. Ihre ruhige Anteilnahme gibt mir die Sicherheit, dass ich hier weinen darf.

Ich zittere, schwitze, weine lautstark, tauche ein in die Angst vor dem Sterben und die Angst vor dem Leben – und spüre plötzlich dahinter sehr heftig die große Liebe zu meinem Sohn. Sie ist noch ebenso lebendig wie damals. Sie gehört mir, keiner kann sie mir nehmen, ich trage sie immer in meinem Herzen. Das ist mein hilfreicher Satz – und ich weiß, er würde sich wünschen, dass ich wieder beginne zu leben. Schmerz und

Tränen, ein Hoffnungsschimmer und Erleichterung mischen sich und dauern noch lange über die Sitzung hinaus an. Aber ich habe einen Entschluss gefasst, ich will mein Leben leben, meine Seele, mein Herz nicht mehr von dieser Angst auffressen lassen. Ich will in kleinen Schritten im Alltag üben, dieser Angst nicht mehr davonzulaufen, sondern ihr zu begegnen, sie zu konfrontieren, einzutauchen in das Leben mit all seinen natürlichen Ängsten. Ich will das Leben riskieren!
Die Therapeutin ermuntert mich, dies alles langsam, in meinem Tempo, Schritt für Schritt anzugehen. Wir schreiben die nächsten Schritte auf, das gibt mir Halt und Sicherheit, was auf mich zukommt. Zum Schluss der Therapiesitzung macht sie mit mir eine Kurzentspannung und eine »Tresorübung«. Daraufhin bin ich wieder ruhiger, gefasster.
Ich blieb noch 10 Minuten im Wartezimmer und ruhte mich ein wenig aus. Danach habe ich noch einen langen erholsamen Spaziergang gemacht, wie wir vereinbart hatten.
(Frau F., 46 Jahre, Diagnose: Angst und Depressionen gemischt)

4. Empfehlungen für Angehörige und Freunde

Jede psychische Erkrankung – ob Ängste, Depressionen, Psychosen oder andere Leiden – wirkt sich auch auf die Beziehungen der Betroffenen aus, insbesondere auf Partner, Kinder, Eltern und Freunde.
Bevor sich die Betroffenen zu einer Behandlung entschließen, versuchen meist verschiedene Bezugspersonen bei der Angstbewältigung zu helfen und unterschiedliche Ratschläge zu geben. Viele Patienten empfinden dies zunächst als unterstützend und tröstlich.
Bleibt jedoch der Erfolg aus, sind die Ratschläge undurchführbar oder werden die Unterstützer überstrapaziert und ungeduldig oder machen sich die Patienten und Patientinnen von den wohlmeinenden Hilfsangeboten abhängig, dann kann dies die Ängste verschlimmern und die Beziehungen belasten.
Berücksichtigt werden muss auch, dass sich persönliche emotionale Beziehungen nicht mit der versuchten Einnahme einer »Therapeutenrolle« vertragen. Auch ein Therapeut wäre niemals in der Lage, die Ängste oder andere psychische Probleme seiner Ehefrau zu behandeln, weil ihm die gefühlsmäßige Distanz fehlte und er dabei stets in einen »Rollenkonflikt« zwischen seiner Rolle des Ehemanns und der Rolle des Therapeuten geraten würde.
Das folgende Fallbeispiel soll Ihnen die Problematik für Angehörige veranschaulichen:

»*Frau M., 39 Jahre alt, von Beruf Übersetzerin, hat gemeinsam mit dem Ehemann eine Tochter im Alter von 11 Jahren. Die blonde, gepflegte Patientin ist seit 13 Jahren verheiratet und leidet seit Jahren unter so ausgeprägten sozialen und agoraphoben Ängsten, dass sie kaum noch alleine das Haus verlassen kann. Sie beschreibt sich als schon immer sehr schüchtern und wenig selbstbewusst. Ihre eigene Mutter sei überstreng und würde ihr bis heute Vorschriften machen und sie kritisieren, obwohl die Patientin stets versuche, alles perfekt zu machen und ihre Wünsche zu erfüllen.*

Den Ehemann beschreibt sie als den liebevollsten und besten Menschen, den sie kenne. Er sei ihr großes Glück und versuche, ihr bei allen Problemen zu helfen. Er kaufe ein, erledige alle Behördengänge, begleite sie zu jedem Arztbesuch und anderen Terminen außerhalb der Wohnung. Er setze sich mit ihrer Mutter auseinander, übernähme die Gästebegrüßung und das Kochen bei Einladungen und rede oft – auch nachts – stundenlag beruhigend auf sie ein. All seine Unterstützungsversuche würden jedoch letztendlich immer nur kurzfristig, aber nie langfristig helfen.

Als der Ehemann vor sechs Wochen einen Zusammenbruch erlitten und ihr weinend gestanden hatte, dass er sich total überfordert fühle und nicht mehr weiterwüsste, wie er ihr noch helfen sollte, sei auch sie völlig verzweifelt gewesen.

Seitdem würde die Tochter wieder bei ihr im Bett schlafen. Diese habe ihr Bett mit dem Papa getauscht, damit er sich mal ausruhen könne. Nun würde aber auch die Tochter ähnliche Ängste entwickeln. Seitdem hat die Patientin neben ihren eigenen Ängsten auch noch große Angst um die Tochter und den Ehemann. Deshalb hat sie sich – gemeinsam mit ihrem Mann – nach einem ausführlichen Gespräch mit dem Hausarzt entschieden, eine verhaltenstherapeutische Psychotherapie zu machen. Der Ehemann wurde in mehreren Sitzungen einbezogen.

Was Angehörige tun können

Sicherlich ist es in der Anfangsphase einer Angsterkrankung wichtig, *miteinander zu reden*, zuzuhören, das gemeinsame Leben, Belastungen, Erwartungen und Wünsche zu durchleuchten.
Problemlöse-Gespräche, inwieweit vielleicht die Lebenssituation oder der Partner selbst zur Angstentwicklung beitragen, können ebenfalls nützlich sein.
Auch die Ermunterung, *aus dem Haus zu gehen*, Angstsituationen durchzustehen – statt zu vermeiden –, ist hilfreich.
Motivierung zu *Bewegung* und Sport kann zur Verbesserung einer gesunden Körperwahrnehmung und Kondition beitragen und – gemeinsam ausgeübt – auch »Schwung in die Beziehung« bringen.
Ermunterung zu *sozialen Aktivitäten und Hobbys* – gemeinsam und alleine – trägt zur Förderung von Selbstvertrauen und Selbstwirksamkeit bei.
Die *gelegentliche Begleitung* in angstauslösenden Situationen durch Partner oder Freunde kann helfen, eine erste Angstschwelle zu überwinden. Achten Sie dabei darauf, dass Sie den Betroffenen hinterher für das *Durchstehen der Angst* loben und nicht für »Angstfreiheit« (vgl. Margraf 2021, S. 129).
Es ist jedoch darauf zu achten, dass sich die Partner *nicht in eine »Begleitungs- oder Vermeidungsgewohnheit«* hineinmanövrieren.
Achten Sie auf Äußerungen wie »Ohne dich kann ich das nicht« oder »Ich brauche dich unbedingt« oder »Du darfst mich nicht alleine lassen« usw. Diese Sätze könnten *Alarmzeichen* dafür sein, dass die Angst durch den Partner aufrechterhalten wird oder eine ungesunde Kitt-Funktion für die Beziehung entwickelt hat.
Ermuntern Sie den Betroffenen zur *Eigeninitiative* und übernehmen Sie nicht allzu viel selbst.
Erklären Sie den Kindern – nur bei Bedarf –, dass Mama oder Papa gerade Probleme haben, die aber nichts mit ihnen zu tun haben, und dass diese behandelt werden und wieder vorübergehen. Für Kinder gibt es außerdem einige psychoedukative Bilderbücher, die Sie jedoch vorher genau prüfen sollten, ob diese zu Ihrer Situation passen. Sie können auch einfach nur

Elemente entnehmen oder sie als Anregung für Ihre eigene Erklärungen nehmen.

Halten Sie die »Angst-Themen« möglichst *ansonsten von den Kindern fern*, um zu verhindern, dass diese eigene Ängste oder ungesunde Unterstützungs-Verhaltensweisen entwickeln, die ihre Entwicklung gefährden könnten.

Wenn Sie sich nach dem Befinden der Angstpartnerin erkundigen wollen, dann fragen Sie nicht »Wie geht es dir?«, sondern erkundigen Sie sich eher »änderungsorientiert«: »Was hast du heute geübt« oder *»Welche kleinen Fortschritte* hast du gemacht?«.

Sorgen Sie für »angstunabhängige« *Ablenkung* und interessante Gesprächsthemen, um dem Angstthema weniger Raum zu geben.

Denken Sie daran, dass Sie Ihre *eigenen Bedürfnisse* erfüllen und Ihre eigene Gesundheit wichtig nehmen.

Opfern Sie nicht Ihre Interessen und Ihre Kontakte der Angsterkrankung.

Versuchen Sie so gut wie möglich *»Normalität«* zu pflegen, der Angst nicht zu viel Macht zu geben und sie nicht zum Mittelpunkt der Beziehung und des Familienlebens werden zu lassen.

Bei ausgeprägten Ängsten und / oder Beziehungsproblemen hilft es den Betroffenen, wenn Sie hinter der Entscheidung stehen, *professionelle Hilfe* zu suchen, bei der auch Sie eventuell in einigen Sitzungen von den Problemen berichten und Empfehlungen für Ihr eigenes Verhalten bekommen können.

In dem Buch »Partnerschaft und psychische Störungen« von Hahlweg und Baucom (2008) können Sie sich über das Vorgehen in verhaltenstherapeutischen Partnersitzungen informieren.

5. Rückkehr in ein Leben mit »gesunden« Ängsten

»Auch der stärkste Mann schaut einmal unters Bett.«
Erich Kästner

Ja, Sie lesen richtig! Es gibt tatsächlich ein Leben mit gesunden Ängsten, ein Leben, in dem Sie sich nicht mehr von Ängsten dominieren lassen müssen. Wie Sie zu Beginn dieses Buches erfahren haben, sind viele Ihrer Ängste gesund und zum »Überleben« notwendig.
Wir haben unterschieden zwischen realen Ängsten (als Schutz vor tatsächlichen Gefahren) und übersteigerten Ängsten (Überschätzung von Gefahren).
Durch die genannten Selbsthilfemethoden oder/und eine psychotherapeutische Behandlung ist es möglich, die übersteigerten, unrealistischen Ängste Schritt für Schritt abzubauen, sodass nur noch gesunde Ängste übrigbleiben, die Sie vor realen Gefahren schützen.
Lassen Sie sich jedoch für diesen Weg zur Gesundung die nötige Zeit, um immer wieder zu üben, sich mit ihren unrealistischen, übersteigerten Ängsten – von denen Sie sich verabschieden wollen – zu konfrontieren. Dieser Übungsprozess will ständig wiederholt werden, auch nach Durcharbeiten dieses Selbsthilfebuches und auch nach Beendigung einer möglichen verhaltenstherapeutischen Psychotherapie.

Üben Sie immer weiter und lassen Sie nie locker, Ihren übersteigerten Ängsten durch Nichtvermeidung und Konfrontation zu begegnen, dann haben Sie sehr gute Chancen auf ein Leben mit gesunden Ängsten.

Zum Schluss haben wir hier für Sie noch einige Patientenbeispiele, damit Sie sich vorstellen können, wie sich übersteigerte Ängste in gesunde Ängste verwandeln können.

»Frau L., 32 Jahre, Verkäuferin, hat erfahren, dass ihre **Soziale Angst** *bei Abwertungen und Angriffen ganz natürlich ist. Sie hat die wichtige Funktion erkannt, sich zukünftig besser gegen Grenzüberschreitungen zu wehren (statt sich lautlos und verletzt zurückzuziehen). Das Äußern ihrer Gefühle und Wünsche verbessert ihr Selbstbewusstsein und die Selbstwirksamkeitsüberzeugung und schützt sie besser vor Verletzungen. Ihr Beruf ist dafür auch in den kommenden Jahren ein gutes Übungsfeld.*

»Herr W., 23 Jahre, Student, kann nach 20 Therapiesitzungen wieder zwischen natürlicher Aufregung vor einer Klausur und **übersteigerter Prüfungsangst** *unterscheiden. Er hat verinnerlicht, dass ihm diese gesunde Angst hilft, sich rechtzeitig vorzubereiten, die Kritik eines Dozenten ernst zu nehmen und seinen Prüfungsstoff gründlicher zu lernen.*

»Frau S., 44 Jahre, Hausfrau, konnte erfahren, dass ihre übergroße Beschäftigung mit alltäglichen **Sorgen** *auch ein gesundes Signal für ihre geistige Unterforderung ist. Sie war – nachdem die Kinder selbständiger wurden – nicht mehr ausgelastet. Ihr Gehirn war unterbeschäftigt und ihre Gedanken stürzten sich viel zu intensiv auf ganz normale Sorgen. Nachdem Sie wieder in ihrem Beruf als Anwaltssekretärin arbeitete und verschiedene verhaltenstherapeutische Methoden anwandte, schrumpfte das frühere ungesunde Gedankenkarussell auf eine gesunde Beschäftigung mit Alltagsproblemen.*

»Der 67-jährige Rentner Herr P. mit zunehmend schlechterem Sehvermögen – vor allem auch in der Dämmerung und Dunkelheit – stellte sich zunächst mit Unsicherheit und **Angstzuständen beim Autofahren** *vor, verbunden mit Herzrasen und Schweißausbrüchen. Nach gründlicher Diagnostik beim Augenarzt und wenigen Sitzungen bei einer Psychotherapeutin konnte er überzeugt werden, dass diese Angst eine gesunde Angst ist, da sie ihn vor Unfällen schützt und es sich in erster Linie um ein organisches Problem handelt.*

*»Frau U., Kinderpflegerin, 39 Jahre alt, litt unter einer **Posttraumatischen Belastungsstörung** nach Auffinden des Bruders, der sich in ihrem Keller erhängt hatte. Auch nach 60 Sitzungen erfolgreicher Behandlung gab es immer noch bestimmte Orte, Gerüche, Zeitungsartikel, Fernsehbilder, die bei ihr – verständlicherweise – eine gewisse Erregung auslösten. Durch Selbstschutz-Verhaltensweisen, Abbau unberechtigter Schuldgefühle und Verinnerlichung hilfreicher Gedanken war sie jedoch zunehmend in der Lage, sich von dieser Erregung nicht mehr überfluten zu lassen und ihren Alltag wieder gesund zu bewältigen.*

*»Frau T., 36 Jahre alt, Juristin, war schon immer ängstlich, unsicher und mit ihrem Äußeren unzufrieden. Dies verschlimmerte sich, nachdem sie ihre neue Stelle in einer Rechtsanwaltskanzlei angetreten hatte. Auch deshalb hatte sie eine Diät begonnen, bei der sie jeweils eine Mahlzeit am Tag ausließ. Fast zeitgleich entwickelte sie **Panikattacken** wie »aus heiterem Himmel«, verbunden mit Schweißausbrüchen, Schwindel und der Angst umzufallen. Sie litt unter großen Ängsten vor Mandanten-Gesprächen und versuchte Gerichtstermine zu vermeiden. Neben verschiedenen Methoden zum Aufbau von Selbstsicherheit und zur Angstbewältigung half es ihr, zu erkennen, dass die Panikanfälle – ähnlich Unterzuckerzuständen – häufig dann auftraten, wenn sie eine »Hungerphase« hatte. Das Akzeptieren und Aussprechen ihrer Unsicherheiten sowie der Verzicht auf Diäten und die Akzeptanz ihres leichten Übergewichts halfen ihr schließlich, wieder ein Leben mit gesunden Ängsten und ganz normalen Unsicherheiten zu führen.*

*»Herr G., 38 Jahre, von Beruf Bauarbeiter, hatte sich wegen einer **Spinnenphobie** vorgestellt, von der er sich in seiner Arbeit im Bereich der Altbausanierung sehr beeinträchtigt fühlte. Nach erfolgreicher Behandlung dieser Phobie durch schrittweise Konfrontationsübungen verspürte er zwar immer noch einen Ekel vor Spinnen – wie auch viele andere Menschen –, hatte jedoch gelernt, nicht mehr schreiend zu fliehen, sondern dieses Gefühl zu akzeptieren und auszuhalten. Er fühlte sich nun sogar in der Lage, einfach nur ein Glas über die Spinne zu stülpen.*

»*Frau H., 56 Jahre, Mittelschullehrerin, stellte sich wegen ihrer ständigen* ***Angst vor der Angst*** *vor, die sich nach dem plötzlichen Tod ihres Vaters und Bruders sowie drei Monate später der Mutter zunehmend entwickelt hatte. Sie hatte nahezu von allen in diesem Buch beschriebenen Angstdiagnosen einen quälenden gedanklichen Anteil im Kopf. »Hoffentlich passiert meinem Mann nichts«; »Um Gottes willen, mein Herz bleibt stehen«; »Nur wenn ich immer alles in Ordnung bringe, verhindere ich ein weiteres Unglück«; »Ich traue mich kaum noch aus dem Haus«; »Was denken nur meine Kollegen über mich«; »Ich kann nicht in den Urlaub fahren« usw. Nach einer beruflichen Auszeit, einem Jahr Trauerbewältigung, Ressourcenmobilisierung, kognitiver Angstbewältigung und Angstkonfrontationsübungen war die Patientin wieder in der Lage, ihren persönlichen und beruflichen Alltag zu bewältigen. Sie konnte auch akzeptieren, dass nach diesen drei schweren Verlusten in kurzer Zeit gewisse Ängste um sich und ihren Mann in gesundem Rahmen »normal« waren. Durch diese innere »Erlaubnis« erlebte sie auch diese Gedanken nicht mehr als bedrohlich, sondern als natürlich. Außerdem lernte sie, ihre durch das Klimakterium bedingten Hitzewallungen – welche sie fälschlicherweise ihren Ängsten zugeordnet hatte – richtig einzuordnen.*

Mögen diese Patientenbeispiele Sie, liebe Leserinnen und Leser, ermutigen, sich Ihren Ängsten zu stellen. Dazu können Sie sich zunächst mit den zahlreichen Selbsthilfemöglichkeiten in diesem Buch beschäftigen und sich zusätzlich – im Bedarfsfall – bei einem kassenzugelassenen verhaltenstherapeutischen Psychotherapeuten oder einer Psychotherapeutin vorstellen. Es lohnt sich, um wieder leichter und gesünder leben zu können und sich nicht mehr mit Ängsten oder »der Angst vor der Angst« quälen zu müssen – wie dies in folgendem Gedicht sehr anschaulich zum Ausdruck kommt:

Angst vor der Angst

Angst was kommt
Denken vor Angst was kommt
Angst vor dem Denken was kommt
Angst vor dem Denken

Wenn es kommt
kommt es wegen der Angst
wegen der Angst vor dem Denken
die mir Angst macht

Erich Fried*

* Aus: Erich Fried, *Warngedichte*. Mit freundlicher Genehmigung des Carl Hanser Verlages.

Alphabetisches Verzeichnis der Übungen, Informationen und Arbeitsblätter

Angehörige und Freunde – Empfehlungen ... 205
Angst oder ein anderes Gefühl? ... 27
Angst- und Katastrophengedanken ... 32
Angstanalyse ... 21
Angstbewältigung für Kinder ... 184
Angstgedanken erkennen ... 120
Angsthierarchie ... 52
Angstkarussell ... 68
Angstkonfrontation für die Hosentasche ... 53
Angstleiter ... 186
Basisgefühle ... 29
Das Befürchtete tun ... 85
Der Angst einen Namen geben ... 71
Der Tag X ... 177
Dialog mit dem Körper ... 164
Entspannung (PMR) ... 151
Erziehersätze ... 107
Falschen Helfern auf der Spur ... 122
Gefühlskörper ... 30
Gesundheitsfürsorge ... 30
Gesundheitsüberprüfung ... 45
Hilfreiche Gedanken – Zwei-Spalten-Technik ... 37
Hyperventilation ... 130
Ich bin nicht alleine, ich habe mich ... 40
Imaginationsübungen ... 142
Kinderängste – Information für Eltern ... 183
Konfrontationsübungen bei Panikattacken ... 133
Leitsätze zum Umgang mit Angst ... 34

Netzwerken 143
Neubewertung körperlicher Symptome 162
Ordnung in meine Ängste bringen 51
Prüfungsängstliche Gedanken und Alternativen 171
Ressourcenerforschung . . . . 112 ⤓
Selbstsicherheitstraining 109
Sinnesspaziergang 160
Small Talk 106
Sofortmaßnahmen 54
Sorgenecke 140
Sorgentagebuch 139
Stressoren 62
Sympathie gewinnen . . . . 105 ⤓
Umgang mit Blackouts und Wissenslücken 176
Umgang mit unangenehmen Gefühlen 46
Verhaltensbeobachtung Selbstsicherheit 104
Vermeidungsverhalten – schädliche Auswirkungen 83
Vier Ebenen meiner Angst . . . . 69 ⤓
Zwei-Spalten-Technik 37

Einige der Arbeitsblätter wurden den Büchern von Gudrun Görlitz aus dem Verlag Klett-Cotta entnommen:

Gudrun Görlitz: *Selbsthilfe bei Depressionen*, 7. Aufl. 2020

Gudrun Görlitz: *Körper und Gefühl in der Psychotherapie – Basisübungen*, 9. Aufl. 2020

Gudrun Görlitz, *Körper und Gefühl in der Psychotherapie – Aufbauübungen*, 6. Aufl. 2019.

Alle Übungen, die mit dem Download-Symbol gekennzeichnet sind, können Sie auf unserer Website herunterladen (s. S. 4).

Auswertung: Kurztest – »Sozialangst«

Ermitteln Sie die Gesamtwerte der Rubriken »Angst«, »Vermeidung« und »Physiologie« und zählen Sie diese zusammen:
Angstwert … + Vermeidungswert … + Physiologiewert … = Gesamtwert

Wenn Ihr Wert **unter 19** Punkten liegt, brauchen Sie sich keine weiteren Gedanken zu machen. Liegt Ihr Wert deutlich **über 19**, dann leiden Sie wahrscheinlich unter Schüchternheit oder Sozialangst und sollten überlegen, ob Sie sich nicht durch therapeutische Hilfe von diesen Belastungen befreien wollen. Bei Werten **über 40** sprechen Psychologen von einer »Sozialphobie«, die das Leben der Betroffenen drastisch behindert und auf jeden Fall behandelt werden sollte.

Literatur

Bering, R. & Eichenberg, C. (2021). *Die Psyche in Zeiten der Corona-Krise.* Stuttgart: Klett-Cotta.

Bernstein, D. A. & Borkovec, T. D. (2021). *Entspannungstraining.* Stuttgart: Klett-Cotta. 14. Aufl.

Blanz, B. (2003). Angststörungen. In: Herpertz-Dahlmann, B. et al.: *Entwicklungspsychiatrie.* Stuttgart: Schattauer.

Bleichhardt, G. & Weck, F. (2010). *Kognitive Verhaltenstherapie bei Hypochondrie und Krankheitsangst.* Berlin: Springer.

Bühring, P. (2020). *Psychische Belastungen in der COVID-19-Pandemie – Allgemeine Verunsicherung.* Dt. Ärzteblatt 43: 2049–2051.

Comer, J. R. (1995). *Klinische Psychologie.* Heidelberg: Spektrum.

Dilling, H., Mombour, W., Schmidt, M. H. & Schulte-Markwort, E. (Hrsg.) (2016). *ICD-10 Internationale Klassifikation psychischer Störungen.* Bern: Hogrefe.

Eschenröder, C. (2021). *Wenn es drauf ankommt. Prüfungs- und Redeangst erfolgreich überwinden.* Stuttgart: Klett-Cotta.

Görlitz, G. (2019). *Körper und Gefühl in der Psychotherapie – Aufbauübungen.* Stuttgart: Klett-Cotta. 6. Aufl.

Görlitz, G. (2020). *Körper und Gefühl in der Psychotherapie – Basisübungen.* Stuttgart: Klett-Cotta. 9. Aufl.

Görlitz, G. (2020). *Selbsthilfe bei Depressionen.* Stuttgart: Klett-Cotta. 7. Aufl.

Görlitz, G. (2021). *Psychotherapie für Kinder und Jugendliche.* Stuttgart: Klett-Cotta. 9. Aufl.

Hagena, S. & Gebauer, M. (2014). *Therapie-Tools Angststörungen.* Weinheim: Beltz.

Hahlweg, K. & Baucom, D. H. (2008). *Partnerschaft und psychische Störungen. Fortschritte der Psychotherapie.* Göttingen: Hogrefe.

Hubert, S. & Bengel, J. (2020). *Der Umgang mit belastenden Lebensereignissen. Ein Ratgeber zu Anpassungsstörungen.* Göttingen: Hogrefe.

ICD-10, Kapitel V (F). *Internationale Klassifikation psychischer Störungen*. Bern: Huber.

Jacobi, F., Höfler, M. et al. (2014). *Psychische Störungen in der Allgemeinbevölkerung*. Nervenarzt 85: 77–87.

Jacobson, E. (2019) *Entspannung als Therapie. Progressive Relaxation in Theorie und Praxis*. Stuttgart: Klett-Cotta. 9. Aufl.

Margraf, J. (Hrsg.) (1996). *Handbuch der Verhaltenstherapie Band 2: Störungen*. Berlin: Springer.

Margraf, J. (2021). Angststörungen. In: Rief, W. Schramm, E. & Strauß, B. (Hrsg.) *Psychotherapie. Ein kompetenzorientiertes Lehrbuch*. München: Elsevier. S. 109–153.

Moritz, S. & Jelinek, L. (2011). *Further evidence for the efficacy of association splitting as a self-help technique for reducing obsessive thoughts*. Depression & Anxiety 28:574–581.

Nikelewski, G. & Riecke-Nikelewski, R. (2016). *Ängste überwinden*. Berlin: Stiftung Warentest.

Peters, H.M. & Gatzert, N. (2020). *Risikowahrnehmung*, https://th-koeln.de S. 86.

Riemann, D. (2016). *Ratgeber Schlafstörungen*. Göttingen: Hogrefe.

Robert-Koch-Institut (Hrsg.) (2016). *Gesundheit in Deutschland – die wichtigsten Entwicklungen. Gesundheitsberichterstattung des Bundes. Gemeinsam getragen von RKI und Destatis*. Berlin: RKI.

Rohwetter, A. (2020). *Nur Mut! Vom Umgang mit Ängsten*. Stuttgart: Klett-Cotta.

S3-Leitlinien Behandlung von Angststörungen (2014) www.awmf.org/leitlinie.html

Schneider, S. (2021). Psychotherapie mit Kindern und Jugendlichen. In: Rief et al. (Hrsg.). *Psychotherapie. Ein kompetenzorientiertes Lehrbuch*. München: Elsevier. S. 403–424.

Stächele, T. Heinrichs, M. Domes, G. (2020). *Ratgeber Stress und Stressbewältigung*. Göttingen. Hogrefe.

Ströhle, A. Gensichen, J. & Domschke, K. (2018). *Diagnostik und Therapie von Angsterkrankungen*. Deutsches Ärzteblatt 10/ 2018: 611–620.

Wlazlo, Z. (1995). *Soziale Phobie*. Basel: Karger.

www.klett-cotta.de/fachratgeber

Gudrun Görlitz

Selbsthilfe bei Depressionen

150 Seiten, broschiert, mit zahlreichen Abbildungen und Tabellen
ISBN 978-3-608-86054-2

Der persönliche Weg aus der Depression

Dieses Buch zur Selbsthilfe weist depressiven Menschen Wege aus dem Teufelskreis von Niedergeschlagenheit, Selbstabwertung und Rückzug. Es bietet ihnen wirksame Hilfe und Übungen für neue Lebensfreude.

Über Depressionen darf man heute sprechen, und es gibt zahlreiche Möglichkeiten, sich selbst zu helfen oder eine Therapie aktiv zu unterstützen. Leserinnen und Leser lernen sich mithilfe dieses Buches besser kennen und erfahren, dass und wie sie ihre Gefühle und Stimmungen positiv beeinflussen können.

»Sich selbst besser kennenlernen oder herausfinden, was einem wirklich guttut, sind wichtige Schritte zu mehr Wohlbefinden. Hierzu bietet das Buch Selbsttests und eine Vielzahl von Übungen an. Es wendet sich in erster Linie an Betroffene, kann aber auch von Therapeuten zur Anleitung im Sinne von ›Hilfe zur Selbsthilfe‹ verwendet werden.« *Sucht Aktuell*

Fachratgeber
Klett-Cotta